CONTRIBUTION A L'ÉTUDE

DE LA

CHIRURGIE DU CERVEAU

BASÉE SUR LA

CONNAISSANCE DES LOCALISATIONS

IMPRIMERIE LEMALE ET Cie, HAVRE

CONTRIBUTION A L'ÉTUDE

DE LA

CHIRURGIE DU CERVEAU

BASÉE SUR LA

CONNAISSANCE DES LOCALISATIONS

PAR

Le Docteur Eugène DECRESSAC

Ancien interne des hôpitaux de Paris

Avec cinq figures dans le texte.

PARIS

G. STEINHEIL, ÉDITEUR

2, RUE CASIMIR-DELAVIGNE, 2

1890

CONTRIBUTION A L'ÉTUDE

DE LA

CHIRURGIE DU CERVEAU

BASÉE SUR LA

CONNAISSANCE DES LOCALISATIONS

AVANT-PROPOS

Jusqu'à la dernière partie de ce siècle, les affections du cerveau étaient revendiquées par la médecine ; le chirurgien pouvait porter son instrument sur l'enveloppe crânienne, panser une plaie ou régulariser une fracture, mais là s'arrêtait son domaine. Deux grandes découvertes modernes viennent de faire entrer une partie de ces affections dans une phase chirurgicale, si nous osons dire, et légitimer une intervention hardie peut-être, mais qu'autrefois on eût taxé de folie. D'une part, une étude plus approfondie des fonctions du cerveau, résultat d'expériences physiologiques et de constatations anatomo-pathologiques, a permis d'attribuer à chaque portion de cet organe des fonctions différentes, et de conclure, par l'examen d'un trouble fonctionnel quelconque, à la lésion d'un point bien limité de sa surface ou des masses profondes. Keen, de Philadelphie, fait une ingénieuse comparaison entre la cavité abdominale et la cavité crânienne ; de même que l'abdomen est une réunion d'organes différents, dont les lésions peuvent être reconnues, par des troubles variables, et en rapport avec leurs diverses fonctions ; de même, dit-il, le cerveau peut être assimilé à un agrégat d'organes ayant chacun sa mission particulière, et manifestant sa souffrance par des phénomènes spéciaux. Dès lors, le diagnostic peut s'appuyer sur des bases précises et autoriser la recherche de la lésion. Mais de même qu'il était mortel de toucher au péritoine, on se souciait peu d'ouvrir la séreuse arachnoïdienne ; et la connaissance des localisations n'eût servi qu'à encourager des opérations néfastes si l'antisepsie n'eût montré que là comme au péritoine, l'intervention était légitime. Les expériences physiologiques ont montré la tolérance du cerveau, et les chirurgiens américains dont nous reconnaissons la compétence en fait de trépanation, affirment, statistiques en main, que cette opération donne une mortalité moindre que l'ablation d'un doigt ou d'un métacarpien.

En effet, s'il n'y a eu aucune faute opératoire, et aucune infraction aux lois de l'antisepsie, on a une mortalité minime, qu'il faut bien se garder de confondre avec celle qui résulte de la gravité de la lésion en elle-même.

La trépanation a été employée pour des motifs différents. Exclusivement *chirurgicale* au début, suivant l'expression du Dr Ballet, dans une leçon inédite, elle se bornait à combattre les traumatismes apparents du crâne, à corriger les enfoncements osseux, ou enlever les esquilles. et à mettre la plaie dans de meilleures conditions de guérison. Plus tard, lorsque le diagnostic fut guidé par un autre ordre de symptômes, par l'étude des phénomènes à distance et leur relation avec une lésion bien indiquée par la connaissance des localisations, la trépanation devint *médico-chirurgicale*, exigeant l'habileté du chirurgien et les connaissances du neurologiste.

Dans un troisième stade, on fit la trépanation dans des affections purement médicales. Guidés par cette hypothèse, que les accidents convulsifs de l'épilepsie pouvaient être causés par une souffrance du cerveau dans un crâne asymétrique ou trop étroit, ou par une abondance trop considérable de liquide céphalo-rachidien, et suivant en cela l'exemple des anciens, les médecins se décidèrent à faire l'ablation d'une rondelle crânienne pour enlever une cause possible de gêne et de compression. La trépanation était devenue *médicale*. Il ne s'agissait

plus là, en effet, de relever une paroi enfoncée, et on était bien
certain de ne pas rencontrer une lésion matérielle localisée;
l'intervention ne fut pas moins heureuse. Si on la discute encore,
on ne peut nier les nombreuses améliorations qu'elle a produites.

Nous laisserons de côté cette catégorie de trépanation, elle
n'exige aucune connaissance spéciale, et le choix du point d'application de l'instrument est de peu d'importance.

Nous ne nous occuperons pas davantage de la trépanation
purement chirurgicale, connue depuis longtemps, et toujours
discutée; c'est d'ailleurs une intervention crânienne et non cérébrale.

Nous étudierons, au contraire, la lésion qui se manifeste
par un trouble dans la fonction de l'organe, et des symptômes
à distance, indiquant, soit une exagération, soit une perver-
sion, soit une abolition de cette fonction. En un mot nous examinerons les symptômes des localisations. Ces symptômes
peuvent être produits par des lésions de nature diverse :
tumeurs, abcès, épanchements, exostoses, cicatrices, plaques
de pachyméningite, etc., nous ne les étudierons qu'à titre général, et comme pouvant être cause, indépendamment de leur
nature, de phénomènes de compression sur les régions des
centres. Le mode d'action de ces tumeurs, s'il m'est permis
d'employer ce mot dans son sens le plus étendu, ne nous occu-
pera guère, qu'il s'agisse en effet d'irritation simple, ou de destruction de la substance voisine, la *réaction* symptomatique
sera la même, à quelque nuance près. L'intervention étant le
but proposé, nous laisserons de côté l'étude des parties inac-
cessibles, base ou parties centrales; les faces latérales des
hémisphères cérébraux pouvant seules être atteintes avec sécurité.

Nous suivrons dans cet ouvrage la division suivante :

D'abord, après l'*Historique* de la question, une courte notice
sur la *topographie cérébrale*, et l'arrangement des circonvolutions.

Nous résumerons ensuite l'état actuel de la question des
localisations cérébrales, question encore vivement débattue,
mais acceptée dans le sens de l'affirmative par la majorité des
auteurs.

Dans un quatrième chapitre nous décrirons les *symptômes* fournis par la compression cérébrale, quelle que soit la nature de la lésion qui la produise, et quel que soit le point où elle s'exerce.

Nous essaierons plus loin de *différencier* ces différentes lésions, qui réclament une intervention spéciale; autant que possible nous établirons leur siège exact.

Une question d'anatomie chirurgicale se pose ensuite? Quels sont les rapports de l'enveloppe et du contenu, du crâne et du cerveau? une lésion étant diagnostiquée dans un point du cortex, quel est l'endroit précis où doit s'appliquer le trépan pour la découvrir? De nombreuses méthodes de *cranio-topographie* ont la prétention de résoudre la question. Nous en examinerons quelques-unes.

Le *manuel opératoire* sera l'objet de toute notre attention, nous ne pourrons mieux faire que d'indiquer la pratique des maîtres les plus éminents.

Nous terminerons par un recueil d'observations puisées pour la plupart dans la littérature étrangère; nous aurons la satisfaction d'en ajouter plusieurs inédites.

Avant de commencer cette étude, nous voulons remercier nos maîtres, dans les hôpitaux, de ce qu'ils nous ont appris et de la bienveillance qu'ils nous ont marquée :

M. le professeur Duplay, dont nous avons été l'externe et qui nous fait l'honneur d'accepter la présidence de cette thèse.

M. le Dr Roques, notre premier maître, dans l'internat ; M. le Dr Péan, dont nous avons pu apprécier l'habileté chirurgicale, et que nous ne saurions trop remercier, de l'initiative qu'il a bien voulu nous laisser dans son service ; M. le Dr Letulle, qui nous a fait profiter de son activité scientifique et de ses sages conseils, dans des circonstances que nous ne pouvons oublier.

Nous prions nos autres maîtres, dans les hôpitaux, MM. les Drs Peyrot, Brun, Prengrueber, Picqué, Nélaton, de recevoir le témoignage de notre profonde gratitude. Qu'il nous soit également permis d'évoquer la mémoire de notre premier maître, le regretté professeur Vulpian, dont la science était bien connue de tous, mais dont nous avons pu tout particulièrement apprécier la bonté.

Une large part de nos meilleurs souvenirs sera réservée à nos premiers maîtres, de l'École de Limoges, qui nous ont appris l'amour de la médecine.

CHAPITRE PREMIER

Aperçu historique.

L'histoire de la trépanation a été bien exposée dans plusieurs ouvrages, entre autres ceux de MM. Lannelongue, Championnière, et dans les articles des dictionnaires classiques; nous ne saurions lui apporter de nouveaux documents, et d'ailleurs elle ne rentre dans le cadre de cet ouvrage que par un de ses petits côtés. Comme opération chirurgicale pure, l'ancienneté de la trépanation n'est pas contestée, mais c'est à la fin de ce siècle seulement qu'elle a pu se guider sur les localisations cérébrales corticales. Nous indiquerons dans un autre lieu, par quels moyens la science contemporaine a pu établir en quels points de l'écorce siégeaient les centres spéciaux des divers mouvements, nous ne devons mentionner ici que l'application chirurgicale qui en a été faite.

Broca le premier, ayant déterminé d'une manière précise la circonvolution qui préside au langage, put conclure en présence d'un cas d'aphasie motrice, qu'il existait une lésion de cette circonvolution, et aller à sa recherche (*Revue d'anthropologie*, 1876). Peu importe que cette première opération ait eu un dénouement fatal, il n'en est pas moins vrai, qu'elle était guidée par un raisonnement juste, et qu'elle a fait découvrir la lésion. Une confirmation fut bientôt fournie par le cas resté classique de Proust et Terrillon (*Bulletin de l'Académie de médecine*, 1876).

A partir de ce moment, et à mesure que les divers centres étaient mieux connus, de nombreuses interventions furent faites dans les divers points du globe avec un succès variable.

En Angleterre, Macewen, Godlee, Horsley publièrent de

nombreuses observations. Horsley tout en opérant, put enrichir
la physiologie de nouvelles découvertes.

Durante en Italie, Keen, de Philadelphie, Weir et Seguin,
posèrent les règles de ces interventions.

Déjà en France, Pozzi dans une revue critique des Archives
de médecine, 1877, avait discuté, mais sans grand enthousiasme
les chances de réussite et la possibilité d'arriver à un diagnostic topographique exact. L. Championnière, en 1878, fit paraître
une étude sur la trépanation guidée par les localisations, où il
donnait plusieurs observations, et fournissait une méthode de
cranio-topographie, actuellement fort usitée en France. Cet
auteur, encouragé par de nombreux succès, et appuyé sur une
pratique antiseptique minutieuse, montre une grande confiance,
et croit à l'avenir de la trépanation médico-chirurgicale.

En 1885, Roberts montre jusqu'où peut aller la chirurgie
cérébrale, et en proclame bien haut l'innocuité.

A partir de cette époque, les travaux se succèdent sans interruption. Birdsall, Mackay, Bergmann, Nancrède, Harrison,
Kenn, Macewen, Horsley, publient les résultats de leur pratique
hospitalière.

Seguin, en 1887, donne la marche à suivre pour arriver à un
diagnostic exact. Ferrier, Nancrède, arrivent à une précision
surprenante.

En même temps les méthodes de cranio-topographie se multi-
plient, et donnent au chirurgien la possibilité d'arriver sans tâton-
nement, au point fixé d'avance.

Il s'agissait, jusque-là, de lésions matérielles dont l'ablation
faisait cesser les symptômes de compression cérébrale ; plus
tard, lorsque les symptômes observés ne correspondaient pas à
une lésion matérielle visible à l'œil nu, on mit sur le compte
de modifications microscopiques de la substance cérébrale, les
signes d'irritation localisée fournis par la clinique. De là à
enlever les centres suspects, il n'y avait qu'un pas ; Horsley,
avec une logique hardie, fut le premier à exciser du cerveau
humain, une portion de substance cérébrale. Cette auda-
cieuse tentative fut couronnée de succès, succès opératoire,
disons-le bien vite ; car le résultat définitif, satisfaisant dans
quelques cas, paraît aux yeux de nombre de chirurgiens, insuf-

fisant dans bien des circonstances, pour autoriser de semblables manœuvres.

L'idée n'en était pas moins donnée ; elle fut adoptée, un peu dans tous les pays. Bergmann en Allemagne, Nancrède et Deaver en Amérique, Demons en France, firent avec succès des opérations identiques.

Tout récemment, nous avons vu publier quelques thèses sur cette question, citons en particulier celle de Péchadre de Lyon, travail inspiré par Lépine qui depuis longtemps déjà a un nom dans l'histoire des localisations cérébrales.

Nous ne pouvons mentionner ici tous les travaux, et ils sont nombreux, qui ont paru sur cette question, nous nous contenterons de les indiquer dans notre index bibliographique.

CHAPITRE II

Topographie des circonvolutions cérébrales.

Avant les travaux de Gratiolet, les plis cérébraux étaient considérés comme un amas désordonné de reliefs, au milieu desquels il était impossible de se reconnaître ; à peine quelques sillons mieux marqués, étaient-ils distingués, tels que les scissures de Sylvius et de Rolando ; mais aucune classification n'avait été tentée. C'est l'anatomie comparée qui devait servir de guide, et si les premiers observateurs ne purent trouver d'analogie entre les formes simples et faciles à décrire, du cerveau des animaux inférieurs, c'est qu'ils s'adressaient à des types très éloignés de l'espèce humaine, dont les fonctions trop différentes étaient gouvernées par un organe trop dissemblables. Le mérite de Gratiolet est d'avoir compris qu'en s'adressant au singe, le plus proche voisin de l'homme dans la série animale, il aurait des similitudes plus parfaites, tout en conservant une simplicité relative permettant une description plus facile.

Le cerveau du singe, comme le fait remarquer M. Pozzi, est comme l'esquisse, le schéma des circonvolutions du cerveau humain. Aussi cette étude préalable terminée, a-t-on pu facilement retrouver une constance frappante dans l'arrangement de ces plis qui semblaient d'abord inextricables.

La première division qui a été faite, était basée sur la position de chaque portion, par rapport à sa situation dans les fosses cérébrales, on a eu des lobes frontaux, sphénoïdaux, occipitaux. Mais la division apparente à la base du cerveau ne correspondait à aucune délimitation naturelle de la face externe des hémisphères ; plus tard, avec Arnold et Burdach, chaque

région a reçu un nom en rapport avec les os voisins de la calotte
cranienne ; aussi avons-nous quatre lobes distincts : *Frontal,
Pariétal, Occipital* et *Temporo-sphénoïdal.* Ces divisions d'ailleurs sont quelque peu abandonnées, et ne correspondent pas
exactement aux os qui les recouvrent ; elles n'ont pas toujours,
d'ailleurs, de limites naturelles et bien précises ; ce sont des
régions voisines, très utiles pour désigner un point du cerveau,
d'une manière générale ; mais dans la pratique, et en vue d'une
plus grande précision il est d'usage d'appeler chaque circonvolution par son nom spécial.

Les *lobes*, séparés en partie, par des fissures ou *sillons*, sont
subdivisés eux-mêmes en *lobules* secondaires déjà moins distincts, et délimités seulement par des sillons incomplets ou des
ébauches de sillons. Ceux-ci ayant généralement, et dans un
sens qui varie avec la région, une direction allongée, plus ou
moins parallèle, il s'ensuit qu'ils limitent des saillies plus ou
moins nettes, qu'on appelle les *circonvolutions cérébrales.*
Une *scissure* est un sillon de plus grande importance.

Les principales scissures, soit par leur netteté et leur profondeur, soit parce qu'elles servent à délimiter les lobes principaux, sont les suivantes :

1° *Scissure de Sylvius.* — Elle correspond anatomiquement
au point de séparation de l'étage moyen, et de l'étage antérieur
de la cavité crânienne. Elle prend naissance à la face inférieure
des hémisphères, à l'union du tiers antérieur avec les deux
tiers postérieurs. Elle a la forme d'une courbe à concavité postérieure. Large à son origine, elle se rétrécit peu à peu, en se
dirigeant en arrière et un peu en haut. Elle se subdivise en
deux branches, la principale, continue son chemin sur la convexité des hémisphères, séparant le lobe temporo-sphénoïdal
des lobes frontaux et pariétaux ; la deuxième branche plus
petite, se sépare perpendiculairement de la précédente pour se
diriger vers le lobe frontal.

2° *Scissure de Rolando.* — Elle sépare le lobe frontal du
lobe pariétal. Elle commence à une petite distance de la
scissure de Sylvius, dans l'angle formé par la séparation des

deux branches de cette dernière ; elle se dirige en haut et un peu en arrière, pour se terminer très près de la grande scissure interhémisphérique. Les deux extrémités, voisines d'autres scissures, ne se confondent pas avec elles. La direction n'est pas rectiligne, car il existe vers la partie inférieure un coude assez constant, formant un angle ouvert en arrière. Le sillon de Rolando ne se dirige pas à angle droit vers la scissure interhémisphérique, mais forme avec elle un angle aigu en avant, et dont l'étendue assez constante est d'environ 67°. Nous verrons plus tard quelle application, certains chirurgiens ont tiré de la connaissance de ce fait. Cette scissure est bordée par deux circonvolutions, les seules qui se rapprochent de la verticale, et que pour cette raison on appelle ascendantes.

3° *Scissure perpendiculaire externe.* — Chez le singe, elle sépare nettement le lobe pariétal du lobe occipital, chez l'homme elle a une importance beaucoup moindre et est réduite à l'état d'encoche sur le bord supérieur des hémisphères ; sa place est occupée par les plis de passage.

Après avoir décrit les trois principales scissures qui servent à délimiter les lobes cérébraux, nous allons étudier séparément ces derniers.

I. **Lobe frontal**. — C'est la partie située en avant de la scissure de Rolando, son développement varie avec le développement intellectuel de l'espèce, c'est chez l'homme qu'il est le mieux constitué. Nous laisserons de côté sa face interne et sa face inférieure. On rencontre sur sa face externe, la seule qui nous occupe, des sillons à inflexions multiples, et d'autant plus compliqués que le développement intellectuel est plus marqué. On peut ramener ces sillons au nombre de trois : deux antéropostérieurs et un vertical.

Ce dernier qui porte le nom de *scissure parallèle frontale* est ainsi appelé parce qu'il a une direction parallèle au sillon de Rollando qui est situé en arrière ; ce qui fait qu'on peut parfois les confondre. Il a son origine entre les deux branches de la scissure sylvienne, dont il reste cependant toujours séparé.

Les sillons antéro-postérieurs sont : la *scissure frontale supérieure* et la *scissure frontale inférieure*. Ils séparent nettement les circonvolutions frontales en avant, et vont se jeter à angle droit dans la scissure parallèle.

Ces trois sillons limitent quatre circonvolutions frontales, dont deux surtout ont une importance capitale au point de vue de leurs fonctions.

La première de ces circonvolutions : *frontale ascendante*, comme son nom l'indique, borde en avant la scissure de Rolando et elle-même, sur sa partie antérieure, est limitée par la scissure parallèle. En haut comme en bas, elle est unie à une circonvolution analogue, située sur le côté pariétal du sillon de Rolando. Elle le contourne donc à ces deux extrémités.

Les trois autres circonvolutions frontales, ont une direction antéro-postérieure comme les sillons qui les bornent. On leur a donné le nom de *première, deuxième* et *troisième circonvolution frontale*, en commençant par la partie supérieure. Les deux premières n'offrent rien de particulier. La troisième est surtout connue depuis les travaux de Broca, aussi . désigne-t on souvent sous le nom de *circonvolution de Broca*. Elle est sur la limite de la face inférieure du lobe frontal. Elle contourne la petite branche de la scissure sylvienne, et se joint à l'extrémité inférieure de la frontale ascendante. Elle affecte les rapports les plus intimes avec le lobule de l'insula.

II. Lobe pariétal. — Il est situé en arrière de la scissure de Rolando qui le sépare du lobe frontal, au-dessus de la scissure de Sylvius qui le sépare du lobe temporo-sphénoïdal ; en arrière, il se confond en partie avec le lobe occipital, étant mal délimité par les vestiges de la scissure perpendiculaire externe. Les bornes de ce côté sont établies par une ligne idéale prolongeant la scissure de Sylvius.

La face interne du lobe pariétal forme les parois de la scissure interhémisphérique et n'a aucun intérêt au point de vue chirurgical.

Une grande scissure, très constante, divise cette région en deux circonvolutions, c'est la *scissure interpariétale*; elle naît un peu en arrière du pied de la scissure de Rolando, et traverse obliquement la région pariétale, se dirigeant en haut et en arrière. Elle est séparée à son origine de la scissure de Sylvius par la racine antérieure du pli courbe. Dans sa dernière portion elle se recourbe en arrière, passe au niveau de la scissure perpendiculaire externe dont la sépare une circonvolution de passage, et va finir dans le lobe occipital.

Le lobe pariétal est formé de trois circonvolutions : la pariétale ascendante, la pariétale supérieure, et le lobule du pli courbe.

La *circonvolution pariétale ascendante*, forme la lèvre postérieure de la scissure de Rolando, elle est l'analogue de la frontale ascendante, à laquelle elle s'unit aux deux extrémités de la scissure.

La *circonvolution pariétale supérieure* est antéro-postérieure, elle commence vers la partie supérieure de la précédente, longe la grande scissure interhémisphérique, et cesse au niveau de la scissure perpendiculaire externe. La délimitation ici est mal marquée, aussi on peut dire qu'elle se continue avec le premier pli de passage pour se rendre au lobe occipital.

La *circonvolution du pli courbe* est assez embrouillée chez l'homme. Un moyen de la retrouver facilement, consiste à suivre du doigt la scissure temporale parallèle dont nous parlerons bientôt. A l'extrémité postérieure de cette scissure, le doigt est coiffé par un pli simple, qu'on appelle le *pli courbe*. La circonvolution du pli courbe a deux racines : une, antérieure qui part du pied de la pariétale ascendante et forme la lèvre supérieure de la scissure de Sylvius ; l'autre, postérieure, qui est la continuation de la première circonvolution temporale et forme la lèvre inférieure de la scissure de Sylvius. Ces deux racines se réunissent à l'extrémité postérieure de cette scissure, et vont contourner en formant le pli courbe, l'extrémité de la scissure temporale parallèle. Elle se continue alors avec le lobe occipital en formant la deuxième circonvolution de passage.

III. Lobe occipital. — Le lobe occipital est très petit, et mal limité, il se continue avec les lobes voisins par les plis de passage. Sa délimitation est formée par une ligne idéale qui prolongerait la scissure perpendiculaire externe.

Les plis de passage de Gratiolet, sont appelés circonvolutions de passage par Pozzi, Gromier leur attribuait une importance considérable au point de vue de la différenciation du cerveau humain, et des cerveaux des animaux.

La *première circonvolution de passage*, longe la grande scissure interhémisphérique, elle fait communiquer le lobe pariétal supérieur avec le lobe occipital; elle est quelquefois interrompue par des plis de passages transversaux (Gromier).

Ses dimensions sont très variables.

La *deuxième circonvolution de passage* fait communiquer le lobe occipital avec la terminaison du pli courbe, elle reçoit habituellement un autre pli qui est la continuation de la deuxième circonvolution temporale.

La face externe du lobe occipital porte trois circonvolutions peu importantes que l'on appelle, première, deuxième et troisième circonvolutions occipitales. Leur intérêt est à peu près nul en chirurgie.

IV. Lobe temporal. — On l'appelle encore lobe temporosphénoïdal. Il est situé au-dessous de la scissure de Sylvius. Sa face inféro-interne se continue avec le lobe occipital, et forme deux circonvolutions temporo-occipitales.

La face supéro-externe est divisée en deux circonvolutions par une scissure remarquable : *scissure temporale parallèle*. Elle a une direction parallèle à la fente sylvienne, au-dessous de laquelle elle se trouve ; nous avons vu que son extrémité postérieure est coiffée par le pli courbe.

Les deux circonvolutions suivent une direction identique ; la *temporale supérieure* borde inférieurement la scissure de Sylvius et va former en arrière la racine postérieure du pli courbe.

La *temporale inférieure* est séparée de la première par la scissure parallèle, elle a aussi une direction antéro-postérieure, et son extrémité contribue à former le deuxième pli de passage.

La *face interne* des hémisphères est à peu près inaccessible, aussi mentionnerons nous simplement quelques parties principales.

Le lobule *paracentral* est la terminaison sur cette face des circonvolutions frontale et pariétale ascendantes ; la scissure de

Rolando vient aboutir au niveau de sa partie médiane; c'est le sulcus centralis des Allemands, le lobule ovalaire de Pozzi.

En avant, et longeant tout le bord supérieur, se trouve la première circonvolution frontale interne, qui n'est tout simplement que la partie interne de la circonvolution frontale supérieure, déjà décrite.

Au-dessous de celle-ci, et contournant le corps calleux, existe la circonvolution de l'ourlet, circonvolution crétée, gyrus fornicatus.

Le lobe pariétal est représenté à la face interne, par le lobe quadrilatère, ou avant-coin, qui s'étend du lobule paracentral à la scissure perpendiculaire interne.

Plus en arrière encore, existe le coin, partie interne du lobe occipital, limité par les scissures perpendiculaire interne, et calcarine.

Toutes les scissures ou sillons que nous venons de nommer contiennent de nombreux vaisseaux sanguins que le chirurgien doit éviter, lorsqu'il veut plonger le bistouri dans la substance cérébrale. En effet la ténuité de la membrane qui les porte rend les moyens d'hémostase plus difficiles à appliquer que dans les autres régions.

CHAPITRE III

Considérations sur les localisations corticales.

Il n'y a pas longtemps que le rôle du Cortex dans la production des divers phénomènes résultant de l'activité cérébrale nous est connu. On n'admettait pas que les cellules servant à une même fonction fussent groupées en certains points, pour présider à des phénomènes distincts. C'est en 1870, seulement, que Fritsch et Hitzig démontrèrent l'excitabilité de l'écorce cérébrale, et admirent, du moins chez les animaux supérieurs, que l'excitation de certaines régions des circonvolutions cérébrales, produisait des mouvements précis dans certains muscles du côté opposé du corps.

Nombre d'observateurs suivirent leur trace pour vérifier ces observations et acquérir de nouvelles connaissances. Ferrier fut un des premiers à les contrôler. Il expérimenta sur le chien puis sur le singe, et dans des conférences publiques, démontra l'existence de régions excitables bien distinctes.

Au début on avait employé les injections, comme moyen d'excitation, mais il y avait diffusion, quelquefois encéphalite, et le résultat était faussé.

Hitzig en 1870 employa le premier l'électricité, c'étaient les courants continus. Ferrier, en 1873, emploie les courants faradiques faibles.

On a objecté à cette méthode, la diffusion du courant, Carville et Duret avaient montré qu'un galvanomètre, mis en rapport avec un point éloigné de celui qu'on électrise est dévié, et qu'il y a une action à distance. Plus tard, les mêmes auteurs ont combattu cette opinion, et actuellement, il est admis que la diffusion peut être négligée, et que l'électrisation d'un point assez rapproché d'un centre connu, ne détermine pas les mêmes phénomènes que l'électrisation du centre lui-même.

Les physiologistes ne se sont pas contentés d'étudier l'écorce grise en l'excitant, ils ont fait la contre-épreuve en pratiquant des ablations circonscrites.

On a ainsi produit des paralysies limitées à un groupe de muscles déterminés, mais peu à peu la guérison survient, et il se fait une suppléance sur laquelle on a beaucoup discuté. On a supposé d'abord que la suppléance était faite par le centre du côté opposé; mais Carville et Duret ont enlevé les centres correspondants dans les deux hémisphères, et ont vu la paralysie guérir. Aussi admettent-ils que la suppléance est plutôt faite par les parties voisines de la région disparue.

Déjà Broca avait démontré au moyen de résultats d'autopsie que la faculté du langage articulé siégeait dans un point bien limité de l'hémisphère gauche. La doctrine de l'homogénéité fonctionnelle allait disparaître.

D'autres auteurs ajoutèrent encore le résultat de leurs expériences; et les travaux de Corville et Duret, Putnam, Broadbent, François-Franck et Pitres, confirmèrent ces découvertes.

Bientôt on put démontrer non seulement l'existence d'une région corticale motrice, mais l'existence de véritables centres sensitifs dans l'écorce cérébrale.

Munk dans son premier travail paru en 1877 démontre que l'ablation de segments cérébraux en arrière de la région motrice, entraîne des troubles de la sensibilité visuelle ou acoustique sans manifestation motrice.

Jusqu'ici, on avait surtout procédé par expérimentation, soit en excitant soit en détruisant une portion limitée de l'écorce, déterminant ainsi, suivant l'un ou l'autre procédé, la production ou l'abolition des mouvements dans un groupe musculaire toujours le même.

Alors les anatomistes firent cette remarque que les cellules pyramidales de Betz ne se rencontrent que dans la zone motrice et ils en firent la caractéristique de la cellule motrice.

Les anatomo-pathologistes prêtèrent leurs concours à l'achèvement de l'édifice. Ils attendirent de la nature, la production de lésions analogues à celles des expérimentateurs. Les recherches d'amphithéâtre montrèrent que la suppression de la fonction d'un organe, la perte d'un membre, s'accompagne d'atrophie de la partie corticale qui est en rapport avec son fonctionnement. Par l'étude attentive et minutieuse des troubles présentés par leurs malades, ils purent d'avance prévoir la lésion que leur décélerait l'autopsie.

Les recherches de Charcot sont aujourd'hui universellement connues, avec la thèse d'agrégation de Lépine, elles contribuèrent fortement à faire connaître la nouvelle doctrine. Nous devons citer également les noms de Pitres, Luciani, Duret, Krause.

Mais si la théorie des localisations cérébrales trouvait chaque jour de nouveaux défenseurs, elle était ardemment combattue par des physiologistes de grande valeur comme Schiff, Hermann, Goltz, Brown-Séquard, qui opposèrent des faits négatifs, tels que la destruction d'une grande partie du cerveau sans symptômes appréciables; ou la production de troubles moteurs avec lésion éloignée du centre correspondant.

Il n'en est pas moins vrai qu'actuellement la doctrine des localisations est admise par la majorité des observateurs; il est à remarquer que c'est surtout auprès des cliniciens qu'elle est en faveur, tandis que certains physiologistes la repoussent.

Aussi les chirurgiens mettant à profit ces connaissances jusque-là théoriques, ont-ils pu étendre leur champ opératoire, et combattre des lésions contre lesquelles la médecine restait impuissante.

Les derniers travaux de Ferrier, ceux de Beevor et Horsley, ceux de Schäfer ont pu éclairer les points douteux de la question, et apporter plus de précision dans la détermination exacte des localisations. Horsley a pu sur le vivant, pendant l'opération, et à l'aide du courant faradique, déterminer les centres du pouce et des diverses régions du membre supérieur.

Quant à l'idée précise que l'on doit se faire de ces centres, il est difficile de donner quelque chose de définitif.

Pour la plupart, il y aurait dans la substance grise corticale de véritables centres moteurs ou psycho-moteurs.

Pour Schiff, il s'agit de centres sensitifs, sièges privilégiés d'actions réflexes motrices.

Vulpian admet que ce sont simplement des lieux de passage de l'influence motrice venue des différents points de la substance grise entière.

Pour Lussana et Lemoigne, « les centres corticaux ne sont autre chose que des organes de la volonté et des différentes facultés instinctives qui habituellement mettent en action les vrais centres d'innervation motrice ».

Mais si la région motrice est bien connue, la région sensitive l'est beaucoup moins ; quant à la détermination de certains centres thermiques, vasculaires ou psychiques, elle est tout à fait problématique.

L'écorce des hémisphères a donc des fonctions importantes dues aux centres qu'elle renferme ; de là, partent les faisceaux blancs conducteurs qui convergent vers la capsule interne pour traverser les pédoncules, la protubérance et la moelle, où leur arrangement et leurs rapports sont bien connus. La décussation qu'ils subissent dans le bulbe fait qu'une lésion d'un côté du cerveau, produira ses effets dans le côté opposé du corps. Ce fait, connu depuis longtemps pour les faisceaux moteurs, est également démontré pour les faisceaux sensitifs qui s'entrecroisent également dans le bulbe au-dessus de la décussation des fibres motrices, et donnent pour cette raison des lésions sensitives croisées. Il en est de même pour les faisceaux sensoriels.

La surface des hémisphères cérébraux, a été divisée, en raison de ses fonctions particulières, en régions différentes.

1° Région corticale motrice.

2° Région latente.

La dénomination est peut-être moins exacte pour cette dernière, qu'on a voulu simplement opposer à la région motrice, en ce sens que son excitation ne donne lieu à aucun phénomène de motilité.

I. Région motrice corticale. — Elle comprend les deux circonvolutions ascendantes, le lobule paracentral qui les prolonge sur la face interne des hémisphères, et les parties voisines du lobe frontal. Ce dernier point n'est pas admis par tous les auteurs. Charcot et Pitres font rentrer dans la zone latente le pied des circonvolutions frontales, à l'exception du côté gauche où le pied des 2e et 3e frontales contient des centres importants (aphasie et agraphie). Nothnagel émet la même opinion qui est combattue par Horsley, Seguin, Henry Hun et Ferrier.

Il est certain que le siège exact des centres moteurs n'est pas exactement confiné dans un point déterminé, il n'y a pas de lignes de démarcation bien tranchée entre la partie excitable et celle qui ne l'est pas. On a même objecté qu'une excitation électrique en dehors du centre, pouvait agir sur lui par diffusion, et laisser croire à une localisation plus étendue.

Dans la région motrice, les centres des membres inférieurs et supérieurs, de la face, sont groupés dans l'ordre inverse de leur disposition anatomique ; c'est-à-dire que le centre de la jambe est à la partie supérieure, celui du bras à la partie moyenne, et enfin le centre des mouvements de la face vers la partie inférieure. Cet ordre est constant, et comme nous l'avons dit, chacun de ces centres préside aux mouvements dans le côté opposé du corps.

Les dernières recherches de Schäfer et Horsley, et l'emploi des courants faradiques, ont permis de distinguer dans chacun de ces centres des régions appropriées au fonctionnement d'un groupe musculaire distinct ; nous allons donc les passer en revue. (Voir la fig. 1.)

a) *Centre du membre inférieur.* — Les auteurs s'accordent à regarder le tiers supérieur des deux circonvolutions ascendantes et le lobule paracentral comme le siège des cellules motrices du membre inférieur. (Charcot, Ballet, Ferrier, Horsley, etc.)

Quelques auteurs cependant reportent ce centre un peu en arrière et le placent surtout dans la partie supérieure de la pariétale ascendante et dans la partie voisine du lobule pariétal supérieur (Henry Hun, d'Albany). Ferrier pense que la partie du centre située en avant du sillon de Rolando, est en relation avec les mouvements associés des bras et des jambes, par exemple dans l'action de grimper ou de nager. Seguin émet l'avis que la partie supérieure des circonvolutions ascendantes fournirait le centre des mouvements de la cuisse et de la hanche, tandis que le lobule paracentral fournirait celui de la jambe et des orteils.

b) *Centre du membre supérieur*. — La plupart des auteurs sont d'accord pour localiser ce centre dans le tiers moyen des circonvolutions prœ et post-Rolandiques ; ici comme pour la jambe, Henry Hun empiète sur le lobule pariétal voisin. Tandis que Ferrier comprend dans la région du centre, la partie voisine de la première circonvolution frontale. Et Horsley, le pied (1) de la deuxième frontale.

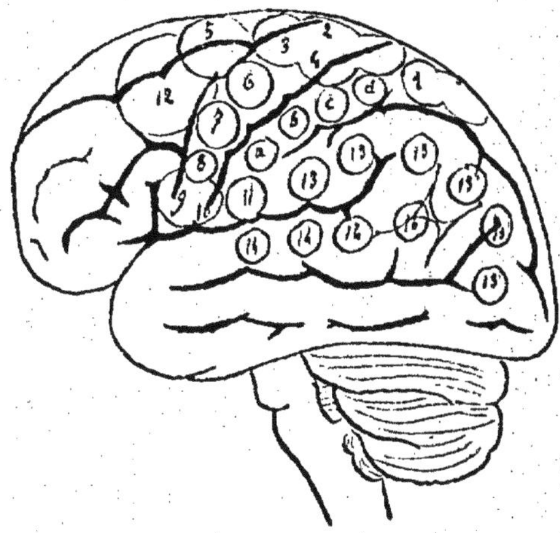

Fig. 1. — *Centres corticaux* (d'après FERRIER).

1. Centre pour le pied et la jambe 2, 3, 4, centres des mouvements associés des bras et des jambes, actions de nager, de grimper. 5 Extension en avant du bras et de la main. 6 Supination de la main et flexion de l'avant-bras. 7, 8. Élévation et abaissement de la bouche. 9, 10. Mouvement de la langue et des lèvres pour l'articulation des mots. 11 Rétraction des commissures. 12 Mouvements latéraux de la tête et des yeux, élévation des paupières, dilatation des pupilles. a, b, c, d. Mouvements de la main et du poignet. 13, 13', vision. 14, 14', audition.

Voici d'après Beevor et Horsley la disposition des centres accessoires. Ayant remarqué dans leurs expériences qu'en électrisant la partie supérieure du centre, les mouvements produits commençaient par l'épaule, tandis qu'ils débutaient par les doigts si les électrodes étaient placés sur la partie inférieure, ils furent conduits à assigner à certaines portions du membre des centres accessoires.

(1) Le pied des circonvolutions frontales est la partie postérieure en rapport avec la frontale ascendante.

Celui de l'épaule serait à la partie supérieure de l'aire du membre supérieur.

Celui du coude immédiatement au-dessous et en arrière.

Pour le poignet, au-dessous et en avant.

Pour les doigts encore plus bas et en avant ; pour le pouce à la partie la plus inférieure et postérieure de cette région.

Le même auteur donne un excellent moyen mnémotechnique pour les retenir en faisant remarquer qu'ils sont dans le même ordre que la disposition anatomique des parties auxquelles ils correspondent, c'est-à-dire de haut en bas.

Déjà avant Horsley, de Boyer divisait ce centre en trois parties distinctes. Charcot plaçait dans la partie antérieure, le centre des mouvements isolés du bras.

Nous avons vu que Ferrier plaçait le siège des mouvements associés des deux membres supérieur et inférieur, dans l'extrémité supérieure de la frontale ascendante ; le même auteur assigne comme centre aux mouvements d'extension du bras et de la main, le pied de la première frontale ; les mouvements de supination et de flexion de l'avant-bras seraient régis par une portion d'écorce voisine de la terminaison de la scissure frontale supérieure.

Les centres pour les mouvements de la main et au poignet seraient en arrière du sillon de Rolando.

c) *Centre cortical des mouvements de la face.* D'après Charcot et Pitres, il occupe le pied des circonvolutions ascendantes, et est très voisin du centre du langage articulé ; les faisceaux qui partent de ces points voisins sont réunis, ils formeront plus tard le grand hypoglosse et le facial inférieur. Comme les faisceaux moteurs destinés aux membres, ils traversent le centre ovale, la capsule interne, le pédoncule, la protubérance, pour arriver au bulbe où ils se mettent en rapport avec les noyaux gris bulbaires et s'entrecroisent ensuite.

Les lésions de ces centres de nerfs crâniens, donneront leurs symptômes dans le côté *opposé* de la face comme les centres des membres.

D'après Carville et Duret, ce centre serait sur le pied de la deuxième frontale.

Horsley le divise en trois centres secondaires, auxquels il

assigne les positions respectives suivantes : dans la partie supérieure, le centre des mouvements des joues et des commissures buccales, c'est-à-dire près du pied de la deuxième frontale.

La partie inférieure de l'aire motrice faciale serait subdivisée ensuite en deux segments, l'un antérieur, pour les mouvements d'adduction des cordes vocales, et les mouvements de la gorge ; l'autre postérieur pour les mouvements d'ouverture et de fermeture de la bouche, la protrusion et la rétraction de la langue, et les mouvements du plancher de la bouche. (Ferrier, Horsley, Schäfer).

Horsley et Schäfer indiquent aussi des centres spéciaux pour les mouvements du tronc et de l'abdomen ; les centres des muscles du tronc siégeraient dans la circonvolution marginale vers la partie moyenne des hémisphères. Ceux de l'abdomen seraient au niveau de l'extrémité postérieure du sillon frontal supérieur. Nous parlerons plus loin, d'ailleurs, des centres découverts dans la circonvolution marginale.

D'après de nouvelles expériences, il paraîtrait qu'Horsley admet actuellement que les mouvements des muscles du tronc ou de l'abdomen, sont sous la dépendance des centres des membres en rapport avec eux.

Dans ses expériences avec Schäfer, il décrit aussi sur la face interne de la circonvolution marginale, une région motrice s'étendant du tiers moyen de la face interne du lobe frontal, jusqu'au point ou le sillon calloso-marginal limite en arrière la circonvolution marginale. La partie la plus antérieure contiendrait des centres pour le membre supérieur ; la partie moyenne, les centres des muscles du tronc ; la partie postérieure serait réservée au membre inférieur. Ces centres ne seraient pas exactement limités, mais s'enchevêtreraient, de manière qu'un même point pût appartenir à deux centres différents.

L'ordre de succession des centres d'avant en arrière, sur cette circonvolution serait le suivant : à la partie la plus antérieure :

1° mouvements de la tête ; 2° avant-bras et main ; 3° bras et épaule ; 4° muscles du tronc, portion supérieure ; 5° muscles de la portion inférieure du tronc ; 6° hanche et cuisse ; 7° jambe et genou ; 8° pieds et orteils.

Les centres n'étant pas séparés, leur excitation, ne donne pas de mouvements isolés, mais des mouvements associés de ces différentes parties, aussi Horsley et Schäfer, conviennent-ils que d'autres expériences sont nécessaires pour la constatation exacte de ces localisations. Ces expériences ont été faites sur le singe.

d) *Centres des mouvements de la tête et du cou.* — La situation de ce centre est encore douteuse; de Boyer le place au niveau du pied de la deuxième frontale ; Ferrier le place à peu près au même endroit, et en fait un centre commun pour les mouvements de latéralité de la tête et des yeux.

e) *Centre des mouvements des yeux.* — Pour Ferrier comme on vient de le voir, il se confond avec le précédent. D'autres physiologistes ou cliniciens le classent dans la région pariétale où il est en rapport avec les centres visuels. D'après Landouzy, Prévost et Vulpian, Charcot et Pitres, il aurait son siège dans la partie du lobule pariétal inférieur, intermédiaire aux scissures sylvienne et parallèle. C'est là aussi que se trouverait le centre dont la lésion amène le ptosis.

Avant d'aborder l'étude de la région sensitive, nous placerons ici ce qui a trait à la question de l'aphasie, dont les diverses localisations sont les unes du domaine de l'aire motrice, les autres de celui de la région sensitive.

II. Centres de l'aphasie. — Les diverses formes de l'aphasie, soit qu'elles dépendent de l'appareil de transmission (aphémie, agraphie), soit de l'appareil de réception (surdité verbale, cécité verbale), sont en rapport avec des centres différents. Les centres des deux premières formes, comme on peut le supposer à priori, sont dans la zone motrice, ceux des deux dernières, appartiennent à la région sensitive dont nous parlerons plus loin.

a) *Aphémie.* — L'aphémie, ou alalie, ou aphasie motrice d'articulation a son siège bien défini depuis longtemps ; comme elle correspond à une forme d'aphasie, mieux connue et plus anciennement observée, c'est elle qui a le siège le plus précis et le plus indiscuté. On avait d'abord reconnu (Bouillaud), que la faculté du langage siégeait dans les parties antérieures du cerveau ; puis Dax avait bien établi que sa disparition coïncidait toujours avec une lésion de l'hémisphère gauche. Mais c'est Broca qui en 1861, lui assigna comme localisation, le pied de la troisième circonvolution frontale du côté *gauche*. Il est vrai que plus tard Méynert a voulu agrandir le territoire de ce centre en y englobant l'insula, mais son opinion n'est pas communément acceptée. On a souvent contesté le centre de Broca, en produisant des observations d'aphasie avec lésion du côté droit du cerveau, mais ces exceptions étaient plutôt une confirmation de la loi générale, car il s'agissait alors de gauchers, et il est admis que c'est chez les droitiers seulement que le centre est à gauche.

b) *Agraphie*. — La deuxième variété d'aphasie, ou aphasie motrice graphique à son centre au-dessus du précédent, dans le pied de la deuxième circonvolution frontale gauche (Exner). Hun prétend qu'il siège dans le gyrus angulaire, où lobule du pli courbe où il serait en rapport avec le centre visuel. Charcot dans ses leçons, le place dans le pied de la deuxième frontale.

Il est intéressant de remarquer que ces deux centres sont en rapport avec ceux des muscles nécessaires pour la production des mouvements de la langue ou du bras.

Le centre de l'aphémie est voisin, en effet, de celui du facial inférieur et de l'hypoglosse.

Quant au centre de l'agraphie, nous voyons qu'il coïncide d'après certains auteurs avec celui du bras et de la main.

c) *Cécité verbale*. — Cette troisième variété, appelée aussi amnésie verbale visuelle, a été localisée par M. Charcot dans le lobule pariétal inférieur et dans le pli courbe. Cette opinion est généralement acceptée.

d) *Surdité verbale*. — La surdité verbale de Küsmaul, ou aphasie sensorielle de Wernicke, est encore appelée amnésie verbale auditive. On la localise dans le lobe temporal, et vers la partie moyenne de la première circonvolution de ce lobe.

On remarquera que ces deux centres sont très voisins des centres de l'audition ou de la vision simple.

On voit donc que des lésions diverses pourront produire l'aphasie sous ses différentes formes, et que l'intégrité du langage dépend de l'intégrité de tous ces centres.

Le reste du cortex forme la région inexcitable qui se subdivise elle-même en deux autres régions ; intellectuelle et sensitive.

III. Région sensitive. — Cette région semble correspondre à la partie postérieure du cerveau, c'est-à-dire aux circonvolutions temporales, pariétales et occipitales.

En avant, ses limites sont peu précises ; Nothnagel la fait arriver jusqu'au contact de la région motrice, c'est-à-dire jusqu'à la pariétale ascendante. C'est là l'opinion classique admise par Ferrier et Mills.

Ballet lui donne plus d'extension, d'après cet auteur, elle s'étendrait en avant jusqu'au pied des circonvolutions frontales. Elle engloberait ainsi la région motrice, qui pourrait dès lors être appelée région sensitivo-motrice. Quant aux circonvolutions postérieures, elles seraient purement sensitives. Hun a émis une opinion semblable. Dana prétend qu'il n'y a pas de troubles moteurs sans lésion de la sensibilité, à moins que la paralysie ne se soit développée lentement, aussi donne-t-il aux centres sensitifs le même siège qu'aux centres moteurs ; il admet cependant qu'ils sont plus diffus et moins exactement localisés.

Dans cette région, on a des notions exactes sur deux centres ; une connaissance moins certaine d'un troisième, et des notions assez vagues sur un quatrième. Nous commencerons par les mieux connus.

a) *Centre visuel*. Dans les premières expériences de Ferrier, le centre visuel, fut placé dans la circonvolution du pli courbe. D'après cet auteur, la destruction de cette région amène la cécité du côté opposé, cécité qui disparaît au bout de quelque temps ; tandis que la destruction du même centre, mais dans les deux hémisphères, amène une cécité complète et permanente.

Ces conclusions furent attaquées par Munk, qui, en 1875, localisa le même centre beaucoup plus en arrière ; chez le chien il siègerait à la partie la plus postérieure de la deuxième circonvolution pariétale, mais chez le singe, il occuperait la région occipitale.

En 1879, Luciani et Tamburini firent de nouvelles recherches pour contrôler les précédentes, ils admirent qu'il y avait une part de vérité dans les deux opinions, et qu'une lésion de l'une ou l'autre de ces régions pouvait amener l'hémianopsie bilatérale homonyme.

Des expériences de Ferrier et Yeo, ont plus tard définitivement jugé la question. Voici les résultats auxquels ils sont arrivés:

Les lésions du lobe occipital, situées en arrière de la scissure pariéto-occipitale, ne donnent lieu à aucun trouble de la vision.

La destruction du pli courbe d'un côté, est suivie d'une perte de la vision dans l'œil du côté opposé, qui ne dure que quelques heures. Il n'y a aucun trouble moteur.

La destruction des deux plis courbes, détermine une cécité complète qui se dissipe en quelques heures.

La destruction simultanée du pli courbe, et du lobe occipital d'un même côté donne une hémiopie latérale du côté opposé de la rétine dans les deux yeux. Cette hémiopie dure quelques semaines.

La même destruction portant sur les deux hémisphères donne une cécité complète et permanente.

Un seul pli courbe, ou un seul lobe occipital peuvent suffire à la vision bilatérale.

Cette opinion est adoptée par les chirurgiens, Horsley, Seguin, etc.

La cécité ainsi produite, serait d'après Ferrier, non-seulement psychique (perte de la mémoire des images visuelles), mais porterait aussi sur les perceptions visuelles simples.

Pour Munk, il n'en est pas de même, la cécité est psychique ; l'animal voit, mais il ne distingue pas, il ne sait plus reconnaître ce qu'il voit, il est obligé de se faire une nouvelle éducation, pour savoir de nouveau interpréter ses sensations visuelles.

Hun, admet qu'il y aurait deux centres voisins ; l'un chargé de la vision simple, existerait dans chaque hémisphère, et serait en rapport avec la vision du côté opposé ; l'autre n'existerait que du côté gauche, il serait nécessaire pour la perception visuelle, la reconnaissance des objets, et la mémoire visuelle, ce serait la lésion de ce dernier centre qui produirait la cécité verbale.

Le résultat de la lésion du centre visuel est donc l'hémianopsie, dont nous verrons plus tard les caractères.

c.) *Centre auditif.* — Il occuperait d'après Ferrier, la partie moyenne de la circonvolution temporo-sphénoïdale, supérieure, et sa lésion amènerait une surdité de l'oreille du côté opposé.

Luciani et Munk, ne lui assignent pas un siège aussi limité, ils pensent qu'il s'étend à tout le lobe temporal, et que sa destruction n'amène pas seulement la surdité du côté opposé, mais une diminution de l'acuité auditive de l'oreille correspondante. D'après les mêmes auteurs, la surdité ainsi produite serait temporaire, et il faudrait une lésion des deux hémisphères, pour amener une surdité complète et permanente.

Outre les procédés habituels, Munk s'est servi pour la détermination de ce centre, d'un moyen qui lui avait donné de bons résultats pour le centre visuel. Dans les deux cas, la destruction de l'organe, œil ou oreille, chez un jeune animal, amenait l'atrophie de la portion cérébrale chargée de présider à sa fonction.

La destruction du centre auditif produit la surdité psychique.

De même que dans la région visuelle, Hun distingue dans la sphère auditive deux centres séparés, l'un, siégeant dans chaque hémisphère, servirait à l'audition simple de l'oreille du côté opposé ; le deuxième, unique, siègerait dans le cortex du lobe temporal gauche, et serait nécessaire pour la perception des mots parlés, leur reconnaissance, et leur mémoire. La lésion produirait la surdité verbale.

c) *Centres olfactifs et gustatifs.* — Dans ses premières expériences, Ferrier plaçait les centres de l'olfaction et de la gustation au sommet du lobe temporo-sphénoïdal; mais Schäfer avait pu détacher complètement l'extrémité de ce lobe sans déterminer aucune modification dans le fonctionnement de l'olfaction; Munk de son côté, rejettait cette localisation, et plaçait le centre dans la circonvolution de l'hippocampe. Les faits anatomiques plaident en faveur de cette opinion, que Ferrier lui-même a plus tard acceptée, en effet Broca a montré que des relations étroites unissent le nerf olfactif à la circonvolution de l'hippocampe et qu'une des racines du nerf a son origine dans cette région.

Quoi qu'il en soit, nos connaissances à ce sujet sont encore trop incertaines pour qu'on puisse asseoir un diagnostic sur la constatation isolée d'une modification dans le fonctionnement des organes olfactifs.

d) *Centres de sensibilité tactile et musculaire.* — Ici les notions scientifiques sont encore plus incertaines, les auteurs s'accordent peu et leurs opinions sont plutôt basées sur des hypothèses que sur des expériences.

Ferrier admet que le sens du tact réside dans l'hippocampe, et la face interne des lobes temporaux ; la lésion de ces parties amènerait une hémianesthésie du côté opposé.

Horsley, Schäfer, Sanger Brown, ont produit une hémianesthésie permanente par la destruction du gyrus fornicatus.

Charlton Bastian, prétend que la paralysie d'un membre s'accompagne souvent de perte de la sensibilité, et que la même lésion de la région motrice produit ce double résultat. Dana émet un avis analogue.

La sensibilité musculaire pour certains auteurs, Hun en particulier, siègerait dans la région motrice, avec extension au lobe pariétal. Pour Dana, le centre du sens musculaire serait dans le lobule pariétal inférieur. Seguin le localise à cette même région, mais avec une certaine réserve.

Nous ne nous occuperons pas de la détermination de certains centres, tels que ceux qui président aux phénomènes thermiques, vasculaires ou glandulaires, leur existence est trop hypothétique, et ils n'ont jamais servi, que nous sachions, au diagnostic topographique d'une lésion cérébrale.

Il nous reste à dire seulement qu'on a voulu faire de la région cérébrale antérieure qui s'étend jusqu'à l'aire motrice, une *région intellectuelle*, siège des centres psychiques. Quelques physiologistes, entre autres Ferrier, admettent que l'activité intellectuelle aurait son siège essentiel dans cette région, d'autant plus développée d'ailleurs qu'on s'adresse à un sujet plus élevé dans la série animale.

Cette opinion est vivement combattue par Brown-Séquard, Goltz, Munk, pour lesquels les éléments cérébraux qui entrent en jeu dans la production des phénomènes intellectuels, sont disséminés à la surface du cerveau, sans former de centres distincts.

CHAPITRE VI

Étude des symptômes.

Si nous supposons un produit pathologique quelconque susceptible d'accroissement, situé à la *surface* du cerveau, et si nous voulons, indépendamment de sa nature, étudier les phénomènes qu'il pourra produire dans la cavité crânienne, nous verrons qu'il aura une action double, d'abord il diminuera la capacité de cette cavité et en accroîtra la pression générale ; puis il agira directement sur la partie cérébrale voisine qui sera irritée, comprimée ou détruite.

Que ce soit l'un ou l'autre de ces trois modes d'action, les phénomènes par lesquels réagira l'encéphale seront à peu près les mêmes ; nous verrons en effet plus loin que nombre de physiologistes admettent qu'il n'y a pas de différence appréciable entre l'irritation simple d'une portion corticale, et sa destruction.

Plus tard, nous essaierons d'apprécier les modifications symptomatologiques produites par chacun de ces produits pathologiques suivant sa nature ; actuellement notre étude se borne à celle de la compression, de l'agent mécanique qui prend la place du cerveau.

Deux conditions différentes peuvent amener la compression du cerveau ; dans le premier cas, *la boîte crânienne diminue*, soit par le fait d'un traumatisme ayant amené un enfoncement, soit par la production d'une exostose, ou d'une ostéosclérose diminuant lentement la cavité crânienne dans tous ses diamètres.

Dans une seconde catégorie de faits, c'est *le contenu qui augmente* ; l'accroissement de volume de la masse intra-crânienne peut être dû à un épanchement sanguin dans la cavité du crâne, à des foyers sanguins ou purulents sous la dure-mère, à une augmentation du liquide cérébro-spinal par l'œdème ou le pus, à des abcès, à des tumeurs diverses, etc.

Nous avons déjà dit que nous laissions de côté l'étude des enfoncements crâniens ; nous ne nous occuperons pas davantage des processus pathologiques pouvant amener une compression diffuse et généralisée, sans prédominance en un point limité de l'écorce ; il en sera de même des lésions profondes, intra-cérébrales.

Il nous reste donc les diverses lésions siégeant dans le cortex ou la partie cérébrale voisine, celles des méninges ou du crâne en rapport avec la partie corticale du cerveau, et pouvant par des modifications fonctionnelles des centres, donner lieu à des symptômes de localisation.

Aperçu physiologique. — Le cerveau est contenu dans une enveloppe osseuse inextensible, pouvant résister à une pression considérable ; il est inaccessible à l'air auquel il ne peut transmettre ses modifications de tension.

Cette capsule osseuse, n'est pas entièrement remplie par la substance cérébrale à laquelle un certain jeu est nécessaire pour s'adapter aux variations qui se produisent dans la quantité de sang qui lui est fournie. Comme il ne saurait cependant exister un vide, l'espace laissé libre par la masse cérébrale est comblé par le liquide céphalo-rachidien.

Ce liquide est infiltré dans les trabécules qui unissent la pie-mère à l'arachnoïde, où il forme une sorte d'œdème physiologique, suivant l'expression de Henle. Cet espace sous-arachnoïdien cérébral communique non seulement avec l'espace sous-arachnoïdien médullaire, mais avec les cavités ventriculaires par des orifices spéciaux.

Grâce à ces dispositions, le liquide céphalo-rachidien peut se déplacer et répartir plus également la pression. Ainsi, pendant la systole, une quantité plus grande de sang arrive au cerveau dont le volume augmente passagèrement. Cette augmentation de volume amène une augmentation de pression qui se transmet au liquide céphalo-rachidien, dont une partie passe dans les lymphatiques, comme l'ont démontré Schwalbe, Key et

Retzius. L'excès de pression amène une déplétion veineuse qui chasse le sang de l'espace sous-arachnoïdien.

Mais ces déplacements deviennent insuffisants lorsqu'il se produit des changements considérables dans la capacité du crâne. Il arrive un moment où la pression du liquide cérébro-spinal dépasse la pression dans les capillaires, et on voit alors survenir la compression cérébrale.

Des expériences ont été faites pour mesurer la quantité de liquide nécessaire pour produire la mort par compression.

Malgaigne injectait dans le crâne des chiens un volume d'eau supérieur à celui du cerveau, et concluait à tort que la compression sans blessure du cerveau n'est pas dangereuse. Leyden, Pagenstecher, Duret, ont repris ces expériences. Pagenstecher, pour éviter l'absorption, se servait d'un mélange de cire et de suif. Il a démontré qu'on pouvait introduire dans la cavité crânienne, une proportion de 3 à 5 pour 100 de substance étrangère, avant de voir survenir des symptômes bien accusés de compression cérébrale. Comme le crâne humain est d'une capacité de de 1,300 à 1,400 c.c., on en conclura que le cerveau peut tolérer un épanchement de 37,7 à 40,6 c.c., avec un maximum de 91 c.c.

Il résulte de toutes ces expériences, que tout corps comprimant, liquide ou solide, agit de deux façons différentes sur l'encéphale : 1° directement à l'endroit comprimé ; 2° sur toute la masse par l'intermédiaire du liquide céphalo-rachidien.

La substance nerveuse elle-même étant incompressible, la pression agira surtout sur les vaisseaux sanguins, et produira l'anémie des capillaires ; aussi une partie des troubles fonctionnels que nous observerons, seront-ils dus aux troubles de nutrition des éléments nerveux, résultant de cette anémie.

Il est facile de voir, d'après ces données, que les lésions à compression locale dont nous nous occupons, fourniront aussi bien des symptômes généraux que des symptômes locaux.

La plupart des auteurs divisent ces symptômes, en *symptômes irritatifs*, et *symptômes dépressifs*, nous pensons qu'il peut y avoir avantage à les classer en symptômes généraux et symptômes de localisation.

A. — SYMPTOMES GÉNÉRAUX

Les symptômes généraux n'ont rien de bien caractéristique, ils s'accompagnent souvent de phénomènes de commotion, lorsque la compression comme dans l'hémorrhagie méningée, par exemple, résulte d'un traumatisme. Leur intensité, d'après Byrom-Bramwell, serait en rapport avec l'étendue de la lésion ou son rapide développement. Généralement ce sont les phénomènes d'excitation qui apparaissent les premiers. Il y a des signes de congestion cérébrale, la face est rougie, les pupilles dilatées, les artères temporales et les carotides sont le siège de battements énergiques et leurs parois offrent une tension considérable ; il y a de l'agitation, de l'insomnie, une céphalalgie intense, quelquefois localisée à une partie du crâne, du délire et des convulsions ; les vomissements sont fréquents.

Plus tard, les symptômes se modifient et font place à des phénomènes dépressifs ; il y a un affaiblissement profond. de la résolution musculaire ou des paralysies diffuses ; le malade devient insensible, somnolent. Dans les cas graves, il y a une perte complète de la connaissance et un état comateux. Les excitations sensorielles, les plus fortes, ne produisent plus de réactions chez le malade, qui reste dans l'immobilité la plus complète.

Le pouls tombe rapidement, et peut rester à 40 pulsations par minute, il est dur, plein. La température qui peut rester normale, a subit dans quelques cas une élévation contrastant avec l'état du pouls.

La respiration est régulière au début, plus tard elle devient stertoreuse, on y observe des pauses respiratoires qui rappellent le phénomène de Cheyne-Stokes. Il y a rétention ou incontinence des matières fécales et des urines. Enfin le pouls devient plus fréquent, la respiration plus irrégulière et le malade meurt.

Nous avons décrit là un cas grave, mais les symptômes n'ont pas toujours la même intensité, et leur succession suivant un stade d'excitation et de dépression n'est pas constante.

Dans les cas plus légers, une grande partie de ces symptô-

mes font défaut, et on ne trouve guère que de la céphalalgie,
des vomissements et quelques troubles intellectuels, accompa-
gnés de symptômes de localisation.

B. — SYMPTOMES DE LOCALISATION

Ils ont plus de valeur que les précédents, puisqu'ils résultent
de l'action directe de la tumeur (1) sur un point spécial de l'é-
corce cérébrale. Il y a là quelque chose d'analogue aux résultats d'une expérience physiologique ; que l'irritation soit produite par l'instrument de l'expérimentateur, ou par la présence
d'une masse quelconque, le centre touché réagira de la même
façon, en donnant lieu aux mêmes symptômes ; on comprend
donc que l'étude de ces symptômes particuliers conduira sûrement au diagnostic du siège précis de la lésion.

Dans la zone latente du cerveau, comme on peut le prévoir,
la présence d'une tumeur ne provoquera que des symptômes
généraux ; ainsi la partie antérieure du lobe frontal, la base du
lobe temporal, presque tout le lobe occipital, et une partie du
lobe pariétal, ne donneront aucun signe spécial ; il n'en est pas
de même de la région corticale motrice, et d'une partie de la
région sensitive.

Les signes de localisation sont de divers ordres, nous étudierons successivement les troubles moteurs, sensitifs, sensoriels
et intellectuels.

I. Troubles de motilité. — Ce sont des paralysies ou des
convulsions. Nous ne ferons que mentionner certaines paralysies *temporaires*, post-épileptiques, si nous pouvons dire, puisqu'elles surviennent après les crises ; elles résultent d'une sorte
d'épuisement des cellules nerveuses, et n'ont qu'une valeur
médiocre, nous nous attacherons plus spécialement aux paralysies permanentes.

a) Les *paralysies* corticales ou sous-corticales peuvent simu-

(1) Nous employons ici le mot tumeur dans son sens le plus général, qu'il
s'agisse d'un abcès, d'un épanchement sanguin, d'une exostose, ou d'une tumeur
proprement dite.

ler toutes les autres ; l'hémiplégie, par exemple, peut être produite non seulement par la destruction des centres moteurs
d'un hémisphère, mais aussi par la lésion des faisceaux nerveux
qui en partent, soit au niveau du centre ovale, soit dans la
capsule interne, soit plus bas encore, dans les pédoncules ou la
protubérance, il sera donc nécessaire de différencier ces diverses
hémiplégies et d'assigner des caractères spéciaux à celles qui
proviennent de l'enveloppe corticale. Les paralysies corticales,
à vrai dire, sont rarement aussi complètes, elles affectent plutôt
la forme de paralysies isolées, de *monoplégies* ; par exemple la
paralysie, limitée à un bras, à une jambe, à la face, au début
du moins.

Ceci tient à la dissémination sur une large surface des éléments nerveux qui président à la motilité de tout un côté du
corps, tandis que dans l'intérieur du cerveau, les faisceaux nerveux convergent et occupent un très petit espace. Une lésion
d'un volume donné, agira donc sur un plus grand nombre d'éléments moteurs, au niveau de la capsule interne par exemple,
qu'à la surface du cerveau. Dans ce dernier cas, il faudra un
accroissement considérable, et une extension de la lésion aux
parties voisines, pour que la paralysie isolée d'un membre soit
suivie d'une autre paralysie ; cette *extension des paralysies*
est un grand argument en faveur du siège cortical de la lésion.

On peut avoir de grandes variétés dans les paralysies corticales, depuis la paralysie d'un groupe musculaire, jusqu'à l'hémiplégie, tous les types se trouvent réunis.

La forme paraplégique, elle-même, peut résulter de la présence d'une tumeur entre les deux hémisphères, au niveau du
lobule paracentral (pseudo-paraplégie).

Souvent la perte de motilité n'est que partielle, il peut y avoir
un simple affaiblissement dans le pouvoir musculaire, mais cette
parésie légère peut s'aggraver, et donner lieu plus tard à une
paralysie confirmée.

On a également observé des *tremblements.*

b) Les *convulsions* ont un caractère encore mieux tranché ;
on en observe de trois ordres. Dans certains cas, les convulsions sont limitées à un groupe musculaire ; dans d'autres, parties d'un groupe musculaire, elles s'étendent à une moitié du

corps ; enfin, les convulsions après une *aura* peuvent se généraliser au corps tout entier. Ce ne sont pas là trois catégories
distinctes, mais plutôt le même type à un degré plus avancé.

Les convulsions de l'épilepsie jacksonnienne, peuvent, comme
celles de l'épilepsie vulgaire, être précédées de sensations particulières partant d'un point quelconque du corps, d'*aura* en un
mot.

L'*aura* peut être sous la dépendance des nerfs sensitifs, vaso-
moteurs, ou moteurs

« Les *auras sensitives* (1), ont le plus souvent le caractère
« douloureux, ainsi, il s'agit la plupart du temps, d'une dou-
« leur sourde, plus ou moins permanente dans un point quel-
« conque du corps, parfois à la tête, ou elle rappelle un peu le
« clou hystérique. D'autres fois, il s'agit d'une sensation de
« brûlure, d'attrition au creux épigastrique, dans la région
« précordiale. Parfois l'*aura* douloureuse rappelle la douleur
« fulgurante des tabétiques. Ou bien elle produit l'effet d'une
« torsion violente et subite de tout un membre, d'un doigt,
« d'une main.

« Ajoutons à cela, dans la sphère viscérale : crampes, coli-
« ques, de véritables tranchées, des palpitations douloureuses,
« des oppressions angoissantes.

« Les *auras sensorielles* consistent en visions colorées, étin-
« celantes ; en phosphènes, mouches volantes, éblouissements,
« les malades voient du feu, des rivières lumineuses. Parfois,
« ils ont l'air éblouis de ce qu'ils voient.

« Du côté des oreilles, on voit souvent signaler des bruisse-
« ments, des bourdonnements, des sifflets ; on ne peut s'em-
« pêcher de penser à l'*aura* auditive du vertige de Ménière et
« de la comparer à l'*aura* épileptique.

« Sensation de substance rapide ou désagréable, mauvaise
« odeur, odeur de soufre, d'hydrogène sulfuré.

« Par les sens, nous nous rapprochons, sans y penser, de
« ces étranges auras qu'on ne peut qu'appeler *auras psychiques*
« ou *intellectuelles*. Il n'y a qu'un instant, le cerveau était
« atteint seulement, par un bruit dont la nature même était

____

(1) BERBEZ. Épilepsie jacksonnienne, dans *Gazette des Hôpitaux*, avril 1888.

« mal déterminée : sifflement vague, etc. ; dans d'autres cir-
« constances, les sensations se coordonnent, le cerveau spécule
« sur elles, et c'est un tableau complet qui constitue l'aura ;
« c'est un incendie, le malade entend crépiter la flamme et tom-
« ber les poutres, il voit le feu, il entend des cris de détresse ;
« ou bien c'est un chien enragé qui le poursuit. Dans d'autres
« circonstances, le malade semble voir quelque objet terrifiant,
« il est tout d'un coup frappé de stupeur, avec immobilisation
« tétanique. Disons de suite que ce genre d'aura est plus fréquent
« dans l'épilepsie vulgaire que dans l'épilepsie jacksonnienne.
« *Les auras vaso-motrices* qu'on doit rapprocher des *auras*
« sensitives, consistent en sensation de fraîcheur, avec ou sans
« changement de coloration de la peau ; en sensation de vent
« frais, de souffle brûlant, de liquide chaud coulant le long d'un
« membre, sensation brusque d'immersion dans l'eau glacée.
« Enfin l'aura *motrice* la plus fréquente peut-être de toutes,
« est constituée le plus souvent par une flexion brusque d'un
« doigt, d'une main, d'un pied. Tout d'un coup, un malade sent
« un doigt, fréquemment un des derniers doigts de la main, se
« fléchir dans la paume, se tordre ; les autres doigts suivent le
« mouvement, parfois ils se superposent, adhèrent l'un à l'au-
« tre comme s'ils étaient collés. Toute la main se fléchit en se
« tordant, à l'instar d'une main d'athétosique ; l'avant-bras se
« fléchit, sa face interne se trouve en dehors, la tête se met de
« la partie, se tourne du côté opposé aux membres convulsés ;
« les yeux se convulsent en haut et en dehors, en même temps
« que la connaissance disparaît. »

Habituellement, la première convulsion (tonique ou clonique)
est limitée à une région : face, main, épaule, orteil, etc., le
malade conserve sa connaissance et peut suivre son épilepsie
jacksonnienne. Ensuite, les convulsions ont une tendance à
gagner et généralement dans l'ordre suivant : si le début a eu
lieu dans les muscles de la face, elles gagnent ensuite le poignet, le bras, puis la jambe du même côté. Si le commencement
s'est fait dans les doigts, elles affecteront ensuite la face, le
bras, et en dernier lieu, la jambe. Quand la lésion est à gauche,
l'aphasie peut être le premier symptôme, ou s'ajouter à ceux
que nous avons décrits, suivant le siège de la tumeur. Si les

mouvements convulsifs ont été observés d'abord dans le pied, ils gagneront la jambe et la cuisse, puis la main et le bras, et en dernier lieu la face. Dans tous ces mono ou hémispasmes, les mouvements sont irrégulièrement toniques ou cloniques et la connaissance est complète, même quand il survient l'aphasie.

Si l'irritation se prolonge plus longtemps, les convulsions peuvent se montrer dans l'autre côté du corps, alors il y a perte de connaissance, ce qui indique que l'irritation se produit sur les deux hémisphères. Les convulsions généralisées, avec perte de conscience, ressemblent exactement aux attaques d'épilepsie idiopathique, avec cette différence cependant, que dans celles-ci, la perte de connaissance est le phénomène primitif. Il y a donc dans l'histoire des lésions corticales toutes les formes de transition entre la plus petite convulsion localisée, et l'épilepsie type. Toutes ces formes, épilepsie partielle, épilepsie hémiplégique, rentrent dans le groupe qu'on appelle actuellement *épilepsie jacksonnienne* du nom de l'auteur, Hughling Jackson qui le premier les a bien décrites, vers 1869. Tout ceci, d'ailleurs est conforme avec les résultats des expériences physiologiques entreprises sur les animaux. Nombre d'expérimentateurs ont obtenu toute la série des convulsions par l'électrisation d'un seul centre. C'est Franck surtout qui a confirmé ces recherches, dans ces dernières années.

Mais ce qu'il faut bien remarquer, aussi bien dans les cas pathologiques que dans les expériences physiologiques, c'est que les symptômes dus à une petite lésion, ou à l'électrisation localisée d'un centre moteur, sont d'abord confinés dans le groupe musculaire qui dépend de ce centre. Aussi ces spasmes localisés, sont-ils d'un grand secours pour le diagnostic de la localisation. Il est donc indispensable de contrôler les réponses du patient sur le début des accidents, pour déterminer d'une manière exacte et positive, le siège, la nature et l'étendue du premier symptôme, qui plus tard peut être obscurci, et perdu au milieu des autres. C'est ce que Seguin a proposé d'appeler le *signal symptôme*, auquel il attribue la plus grande valeur. Les attaques d'épilepsie peuvent quelquefois être prévenues, par la compression, la ligature, ou la traction de la partie qui est le siège des premières crampes.

Les paralysies flasques du début, peuvent présenter plus tard des phénomènes de *contractures*. C'est là un fait bien mis en évidence par Charcot, il y a des dégénérescences secondaires descendantes à la suite des lésions même limitées de la région corticale, comme après les lésions de la capsule interne,

Les mouvements *choréiformes* sont très rares (cas de Pétrina).

La *démarche vacillante*, analogue à celle des ivrognes a quelquefois été constatée, mais il s'agissait de lésions du cervelet.

II. Troubles de la sensibilité. — Ils sont aussi fréquents que ceux de la motilité, mais sont loin d'avoir la même valeur.

a) L'*anesthésie* est assez variable, quand elle est généralisée, et peu intense, Byrom Bramwell pense qu'elle peut être causée par la dépression générale, et une mauvaise perception des sensations, plutôt que par un trouble des centres sensitifs.

Charlton Bastian, Dana, prétendent qu'elle accompagne toujours, à un degré plus ou moins prononcé, les lésions du système moteur. Seguin a remarqué que les lésions du centre du pouce, à part les troubles de la motilité, s'accompagnent toujours d'un engourdissement prononcé, et d'une anesthésie tactile légère, quoique facile à constater. Il explique ce fait qui a été méconnu ou dédaigné avant lui, en se basant sur l'éducation motrice de la main et de l'avant-bras qui est plus développée que celle des autres parties du corps, et qui doit fournir des impressions sensitives plus nettes. Ainsi les fonctions motrices de la langue, de la face, des jambes, sont plus automatiques, ou en d'autres termes, sont accomplies avec moins de conscience de l'effort moteur. Les mouvements délicats des doigts et de la main sont plutôt sensori-moteurs, ou moteurs conscients que ceux des autres groupes de muscles.

Le facial viendrait en seconde ligne.

Si l'anesthésie affecte une moitié du corps, elle peut fournir quelques renseignements, il peut s'agir d'une tumeur corticale ou sous-corticale volumineuse, et atteignant dans la capsule interne le faisceau sensitif. (Byrom-Bramwell).

b) L'*hémianesthésie* peut être également produite par une lésion de l'hippocampe (Ferrier).

Horsley, Schäfer, Sanger-Brown, l'ont trouvée coïncidant avec la destruction du gyrus fornicatus.

L'anesthésie localisée au territoire de la cinquième paire, peut faire songer à une tumeur, sur le trajet intra-crânien de ce nerf, mais déjà nous nous éloignons du terrain accessible au chirurgien.

c) *L'hyperesthésie* qui est très fréquente, doit être regardée comme un symptôme général, sans valeur au point de vue des localisations ; souvent elle est diffuse, quelquefois elle est limitée à la tête, ou aux membres paralysés.

d) La *céphalalgie* est presque constante, c'est souvent elle qui attire l'attention la première. Dans quelques cas elle est légère, généralement elle est très intense, et présente des paroxysmes qui ont pu suggérer des idées de suicide. Elle serait plus intense la nuit s'il s'agit d'une lésion syphilitique. Elle a un siège variable et auquel on a voulu donner une certaine valeur au point de vue des localisations ; ainsi la céphalalgie frontale serait en faveur d'une lésion du lobe du même nom, tandis que la céphalalgie occipitale, accompagnerait surtout les affections du cervelet. Cette valeur serait encore augmentée, par la constatation d'un point limité douloureux à la pression et coïncidant avec le siège de la céphalalgie. Seguin, ayant constaté que la plupart du temps le siège de la céphalalgie ne concorde pas avec celui de la lésion, n'y attache qu'une médiocre importance.

III. Troubles sensoriels. — a) *Vision.* Les troubles de la vue consistent surtout dans la diminution de l'acuité visuelle, et le rétrécissement du champ visuel. On peut avoir tous les intermédiaires, jusqu'à la cécité complète. Assez souvent ces troubles sont associés à la névro-rétinite ou à l'atrophie des nerfs optiques, et dans ce cas ils n'ont aucune valeur au point de vue des localisations. Il n'en est pas de même lorsqu'il s'agit de l'*hémianopsie.* Dans l'ancienne théorie de la semi-décussation des fibres des nerfs optiques au niveau du chiasma, il était admis que toute lésion située en arrière de l'entrecroisement, produisait une hémianopsie homonyme. Ainsi, par exemple, une lésion située du côté gauche atteignait les fibres qui se rendent dans la moitié externe de l'œil gauche sans décussation, et celle qui après entrecroisement arrivent à la moitié interne de l'œil droit, il y avait perte du fonctionnement dans les moitiés gauches des yeux (côté de la lésion), et production d'une hémianopsie homonyme droite. De même, une lésion du côté droit du cerveau, amenait une hémianopsie homonyme gauche. Il ne restait plus, par l'examen des symptômes conco‑mitants, qu'à trouver le siège de la lésion sur le trajet des fibres optiques depuis le chiasma jusqu'à leur épanouissement dans les centres corticaux. Nous reviendrons sur ce sujet au chapitre du diagnostic.

Plus tard, Charcot, étudiant l'hémianesthésie dans l'hystérie et les lésions cérébrales, constata que cette hémianesthésie s'accompagnait non d'hémiopie, mais d'emblyopie croisée. Il y avait rétrécissement concentrique du champ visuel dans l'œil du côté opposé à la lésion. On fit alors la critique des cas d'hé‑mianopsie qui avaient été publiés, et on conclut que seules les lésions des bandelettes pouvaient les produire, tandis que les lésions intra‑cérébrales amenaient l'amblyopie, ou cécité uni‑latérale croisée. Charcot établit alors son schéma du deuxième entrecroisement des fibres des nerfs de la deuxième paire. Cette notion devint classique.

Cependant les expériences de certains physiologistes démon‑traient nettement que l'ablation du centre cortical visuel, sur un hémisphère produisait bien l'hémianopsie, avec prédomi‑nance, il est vrai, du côté opposé, mais non l'amblyopie.

De leur côté, les cliniciens fournirent des observations ir‑é‑futables d'hémianopsie produites par une tumeur siégeant au niveau du centre cortical de l'hémivision.

Aussi les auteurs anglais admettent‑ils que cette lésion a une grande valeur quant au diagnostic de la localisation.

On peut en outre observer, dans certains cas d'irritation du centre de la vision, des sensations subjectives que le malade compare à des traits de feu, et qui constituent une sorte d'*aura visuelle*, précédant les attaques épileptiformes.

Byrom Bramwell cite un cas de ce genre; à l'autopsie, il trouva un sarcome mélanique de l'écorce cérébrale, au niveau du lobe occipital.

Nous rapprocherons de ces lésions de la vision, des altéra‑tions matérielles du fond de l'œil qui sont presque constantes dans les tumeurs cérébrales, mais qui n'ont que la valeur d'un symptôme général. Il s'agit de la névrite optique et de l'atrophie de la papille.

La *névrite optique* est un excellent symptôme, parce qu'il est excessivement fréquent, et parce qu'on peut la constater nettement.

La névrite est généralement double, et les cas sont très rares, où on l'a constatée d'un seul côté. Souvent elle est plus marquée d'un côté et Hughlings Jackson a constaté, qu'alors, la lésion siégeait du côté de la papille la moins malade.

La vision est plus ou moins troublée, mais le fait n'est pas constant; Buzzard cite des observations, où avec une névrite optique double des plus marquées, il n'existait aucune modification de l'acuité ou du champ visuel.

Il est donc absolument nécessaire de faire l'examen des malades à l'ophtalmoscope sous peine de méconnaître une lésion dont le malade peut n'avoir aucune notion. Lorsque survient une diminution de l'acuité visuelle, c'est d'une manière lente et graduelle.

La valeur de localisation de la névrite double optique, est minime, tout au plus, peut-on supposer que la lésion siège dans l'hémisphère opposé à l'œil où elle est le plus intense. De même, lorsque la névrite est unilatérale, on l'a observée surtout du côté opposé à la lésion.

Comme on peut rencontrer la névrite optique dans certains états pathologiques divers, tels que l'encéphalopathie saturnine, la méningite, le mal de Bright, l'hystérie, certains troubles utérins ou ovariques, il sera nécessaire de demander au diagnostic des renseignements plus précis.

L'atrophie *des nerfs optiques* peut être primitive ou secondaire ; dans ce dernier cas, elle est consécutive à la névrite optique. L'atrophie primitive, d'après Byrom Bramwell, serait plutôt due à une compression des bandelettes ou du chiasma.

Les altérations du fond de l'œil varient, selon de Graefe, selon qu'il s'agit d'une névro-rétinite par étranglement, ou d'une névro-rétinite descendante. La première, presque caractéristique des tumeurs cérébrales, serait due à l'augmentation de la pression intra-crânienne, s'opposant au retour du sang veineux de l'orbite. A l'ophtalmoscope, on aurait les caractères de la stauungs papille des Allemands, le choked disc des Anglais ; c'est-à-dire « un engorgement et une tuméfaction manifeste de la papille ; contours effacés par un exsudat gris rougeâtre. Les vaisseaux centraux paraissent interrompus sur divers points. Les veines ont disparu, les artères ont diminué de volume, les capillaires sont développés. Le début de l'amaurose est subit ». (de Graefe).

Dans la névro-rétinite descendante, causée par la méningite, d'après le même auteur, on a en plus « une papille élargie ; des contours frangés, mal limités (nuageux). Les capillaires paraissent effacés, à cause de l'opacité du nerf optique. Vaisseaux tortueux, sinueux, surtout les veines qui sont interrompues par place ».

Charcot n'admet pas cette distinction et ne voit là que deux degrés différents de la même altération.

La théorie de la compression de de Graefe n'est pas la seule admise. Après l'hypothèse de la névrite descendante, une autre théorie d'irritation vaso-motrice a été admise par Hughlings Jackson.

En dernier lieu, Leber a prétendu que la présence d'une tumeur cérébrale amenait une congestion vasculaire, suivie de sécrétion, d'hydropisie ventriculaire, et d'augmentation de la pression ; le liquide cérébro-spinal pénétrait alors dans l'espace vaginal qui entoure le nerf optique, produisant ainsi l'irritation et l'inflammation de ce nerf.

Deutschmann qui avait adopté cette théorie, ajouta cette notion que l'élément irritatif pouvait être dû à des micro-organismes.

Cette théorie de compression et irritation de Leber-Deutschmann est actuellement la plus généralement admise.

b) *Audition*. — Les troubles de l'audition peuvent être dus, comme le fait remarquer Byrom Bramwell, à la stupeur ou à l'état d'affaissement général du malade, aussi bien qu'à une lésion de l'appareil nerveux de l'audition. Dans ce dernier cas, Hughlings Jackson prétend qu'il s'agit plutôt d'une compression ou d'une altération du nerf auditif dans son trajet intra-crânien, que d'une lésion cérébrale. Il est vrai que nos moyens d'investigation pour l'oreille sont loin de valoir ceux qui nous permettent d'apprécier les troubles oculaires. Ainsi nous pouvons découvrir l'hémianopsie qui laisse intacte la vision centrale, tandis qu'une modification de l'audition passe inaperçue, si elle n'intéresse pas grossièrement la perception des sons. Nous verrons cependant coïncider avec une lésion bien définie du lobe temporal, la perte de l'audition dans ses rapports avec l'intelligence, produisant cette variété de l'aphasie qu'on appelle surdité verbale.

Ross, se basant sur les injections de Weber qui ont démontré la communication de la cavité arachnoïdienne et du labyrinthe pense que l'augmentation de pression intra-crânienne, peut se faire sentir jusque dans la cavité auriculaire, et provoquer des troubles fonctionnels par action directe sur les organes de l'ouïe.

Malheureusement, les constatations cliniques n'autorisent pas ce rapprochement qui tend à attribuer à ce mode de surdité une pathogénie analogue à celle de la névrite optique.

c) *Olfaction*. — Ici comme pour l'audition, les troubles observés sont plutôt en rapport avec une lésion des nerfs olfactifs, qu'avec une lésion cérébrale. D'ailleurs le centre de l'olfaction n'est pas encore nettement défini, quoique Férrier ait pu produire des cas de lésions du lobe temporal accompagnées de perte de l'odorat. On n'est même pas sûr qu'une destruction d'une partie localisée du cerveau produise l'abolition de l'odorat du côté de la lésion ou du côté opposé. Les faits d'hémianesthésie hystérique avec abolition de l'odorat du côté opposé ne sauraient servir de démonstrations.

d) *Troubles du goût*. — On les a rarement observés, et l'on suppose, lorsqu'ils existent, qu'ils sont dus à une lésion du glosso-pharyngien, par conséquent ils seraient surtout produits par des tumeurs du cervelet. Gower combat cette opinion et pense qu'ils dépendent plutôt de modifications de la cinquième paire. Les faits cliniques de troubles du goût dus à la lésion du centre cortical, manquent presque complètement, et ce sont les expériences physiologiques surtout qui ont servi à le localiser, près du centre de l'olfaction, dans le lobe de l'hippocampe, ou la partie inférieure du lobe temporo-sphénoïdal. La constatation

des troubles de la gustation, ne peut donc fournir de renseignements certains.

IV. Troubles de l'intelligence. — Les altérations mentales qu'on peut rencontrer sont quelquefois difficiles à percevoir
lorsqu'elles sont très légères, il n'y a que les parents ou ceux
qui vivent en continuelle relation avec le malade, qui soient
aptes à juger des modifications produites. Les grosses lésions,
au contraire, n'échappent pas, même à un examen superficiel.

Les symptômes sont de deux ordres : symptômes d'excitation
et symptômes de dépression (Byrom-Bramwell.)

Les premiers consistent dans l'irritabilité du caractère, la
mauvaise humeur, de la bizarrerie dans les manières, une insomnie rebelle, des hallucinations, des actes de violence, et quelquefois de la manie aiguë.

Quand les phénomènes de dépression prédominent, le malade
devient triste, taciturne, insouciant. Il est mélancolique, plongé
dans l'assoupissement ou la stupeur, il est parfois en proie à de
la démence véritable.

C'est dans les lésions de la région frontale, qui est appelée
la région intellectuelle chez l'homme, que l'on a surtout ren-
contré les troubles de l'intelligence; ils coexistent aussi quelquefois avec les affections de la région occipitale, mais presque
jamais avec celles de la région motrice, comme l'a bien montré
Hughlings-Jackson.

V. Troubles du langage. — Les différentes formes de
l'aphasie se rencontrent fréquemment dans les cas de compression cérébrale, quelquefois seules, plus souvent accompagnées
de troubles moteurs paralytiques ou convulsifs. Elles concordent si souvent avec une lésion des centres spéciaux que nous
avons décrits, qu'on leur a accordé une valeur presque absolue.
Mais avant toute chose pour l'appréciation de la valeur du
symptôme, il importe de s'assurer si le malade est droitier ou
gaucher ; car le centre du langage existe dans l'hémisphère
opposé au membre dont le malade se sert de préférence. C'est
pour n'avoir pas tenu compte de cette condition que certains
auteurs se sont élevés contre la loi de Broca. Il nous souvient

également d'une observation d'aphasique présentée par Tillaux,
à la Société de chirurgie, en juillet 1889. Il n'existait aucune
lésion de la circonvolution de Broca. Les conclusions de Tillaux
furent combattues par Lucas-Championnière et Pozzi.

Il y a en effet non pas une aphasie, mais des aphasies correspondant à des lésions de lobes divers ; or dans l'observation de
Tillaux, on mentionnait une lésion des circonvolutions temporales, centre de la surdité verbale. Aussi Pozzi croit-il l'observation de Tillaux peu concluante.

Lorsqu'il y a prédominance d'une forme d'aphasie, on peut
selon toute vraisemblance conclure à une lésion de son centre
respectif.

Ainsi l'aphasie motrice d'articulation ou *aphémie*, fera supposer une modification de la circonvolution de Broca.

Pour l'*agraphie*, ou amnésie verbale motrice graphique, la
lésion sera cherchée dans le pied de la deuxième frontale.

Dans la *cécité verbale*, ce sera le gyrus angulaire, ou lobule
du pli courbe qui sera en question.

Enfin, on pourra prévoir une lésion de la première circonvolution temporale, si l'aphasie prend la forme de la *surdité verbale*.

Il est vrai que l'aphasie sensorielle est rarement pure. Charlton Bastian pense que tous ces centres sont reliés entre eux,
et qu'un trouble des centres sensoriels du langage agit à distance sur les centres moteurs ; il conclut en disant qu'un certain degré d'aphasie motrice accompagne toujours les aphasies
sensorielles.

D'après la majorité des auteurs, la valeur de localisation de
l'aphasie est indiscutable.

VARIÉTÉS CLINIQUES

La marche de la compression est excessivement variable,
dans certains cas d'hémorrhagie méningée, la *marche est très
rapide*. Après l'accident, le patient a une période plus ou moins
longue de lucidité, puis la quantité de sang épanché augmentant continuellement, les phénomènes, avec prédominance des
symptômes généraux, se produisent rapidement, amenant le

coma et la mort, si une intervention hâtive n'a tari la source de l'épanchement.

Bien différentes sont les compressions produites par des tumeurs ou des abcès. La *marche lente* qu'ils affectent le plus souvent permet aux symptômes locaux de se montrer nettement, sans être obscurcis par l'inconscience et le coma qu'on observe trop souvent dans les cas rapides.

Mais un nouvel écueil pour le diagnostic se présente si la durée des tumeurs est par trop longue, et leur évolution trop lente. Le cerveau peut s'habituer à une compression qui ne le surprend pas, et les symptômes peuvent faire complètement défaut pendant un certain temps.

A la Société de Chirurgie, 1884, Kirmisson a cité plusieurs observations de tumeurs cérébrales (particulièrement des tubercules cérébraux) évoluant sans symptômes, jusqu'au moment où un traumatisme crânien attirait l'attention sur des phénomènes qu'on pouvait attribuer légitimement à ce traumatisme récent. A l'autopsie on trouvait une tumeur déjà volumineuse et ancienne, que rien n'avait fait soupçonner.

Nombre d'auteurs font également remarquer que souvent le début des symptômes coïncide avec un traumatisme.

En présence de la variabilité des symptômes, on peut classer les différents cas en plusieurs catégories comme le fait Byrom Bramwell.

1re catégorie. — L'affection évolue sans symptôme qui attire l'attention. Ce sont des cas de tumeurs cérébrales surtout qui entrent dans cette catégorie.

2e catégorie. — On peut constater des phénomènes indiquant une affection cérébrale, mais il n'y a rien de caractéristique qui puisse en fixer la nature.

3e catégorie. — Il est facile de diagnostiquer des accidents de compression cérébrale, sans en préciser le siège exact.

4e catégorie. — Il existe, non seulement des symptômes de compression, mais aussi des signes positifs de localisation corticale.

C'est ce dernier groupe que le chirurgien peut traiter efficacement.

Le *pronostic* est généralement grave, les cas rapides évoluent quelquefois avant que le chirurgien ait pu intervenir : Quant aux compressions causées par les tumeurs, elles ont une marche assez lente pour qu'on puisse discuter l'opportunité d'une opération. Il n'en est pas moins vrai que le malade est voué à une mort presque certaine, si on laisse à la nature seule le soin d'amener la guérison.

Pseudo-symptômes de localisation. — Il est nécessaire de rappeler que les symptômes observés ne sont pas toujours en rapport avec une altération du centre qui leur correspond ; assez souvent, ils résultent d'altérations indirectes et secondaires d'une partie plus ou moins éloignée de la région des centres.

Méconnaître ces faits, c'est s'exposer à mal interpréter les symptômes et à assigner un siège inexact à la lésion.

Les causes qui peuvent donner lieu à ces conclusions erronées, peuvent dépendre d'altérations vasculaires; supposons par exemple une gomme syphilitique de la base du cerveau, enveloppant la troisième paire, et en même temps ayant amené l'oblitération ou la compression de l'artère cérébrale moyenne; tout le territoire irrigué par ce vaisseau pourra progressivement être le siège de ramollissement, et faire croire à une lésion de la zone motrice.

Une autre cause admise par Brown-Séquard, nécessiterait la production de phénomènes d'inhibition. Cet auteur n'admet pas, en effet, que les paralysies ou anesthésies de cause encéphalique, résultent de la perte de fonction d'une partie lésée; il a montré que l'action pouvait s'exercer à distance, sur les éléments nerveux, et qu'on ne devait pas conclure à une lésion de siège déterminé, par la constatation d'un groupe de symptômes spéciaux. Nombre d'auteurs pensent que cette opinion a été trop exagérée. Les cas de succès chirurgicaux sont d'ailleurs trop nombreux, pour qu'on n'accorde pas une certaine confiance à la méthode de diagnostic basée sur la connaissance des localisations.

CHAPITRE V

Diagnostic.

La facilité du diagnostic est en raison directe de la qualité des symptômes. S'il est relativement facile lorsqu'il existe des convulsions bien localisées, ou une paralysie d'un seul groupe musculaire, il est absolument impossible dans certains cas qui ne se manifestent, comme nous l'avons dit, par aucun symptôme pendant la vie. Nous ferons de larges emprunts pour ce chapitre aux ouvrages de Byrom-Bramwell et de Seguin, qui nous ont été d'un utile secours. Pour intervenir efficacement, le chirurgien devra se poser les nombreuses questions que nous allons exposer.

1º Existe-t-il une lésion matérielle, une tumeur intra-crânienne ?

2º Quel est son siège topographique ?

3º Est-elle superficielle ou profonde, corticale ou sous-corticale ?

4º Les lésions sont-elles multiples ?

5º Quelle est la nature de ces lésions ?

I. — EXISTE-T-IL UNE TUMEUR INTRA-CRANIENNE ? (1)

Les diverses affections *sine materia* du cerveau présentent souvent des symptômes analogues à ceux des lésions matérielles qui nous occupent, aussi est-il nécessaire de rechercher les particularités qui caractérisent chacune de ces affections.

1. Mal de Bright. — Les accidents cérébraux de l'urémie sont excessivement fréquents et peuvent se confondre par cer-

(1) Tumeur est pris ici dans son sens général.

tains points avec des phénomènes de compression. Dans les deux cas on peut avoir de la céphalalgie, des vomissements, une diminution de la vision avec lésions de névro-rétinite appréciable à l'ophtalmoscope. Dans les deux également, on a des attaques convulsives, et parfois de l'hémiplégie.

Les considérations suivantes permettront d'éviter une erreur.

a) L'examen des *urines* lèvera souvent tous les doutes, si on constate la présence d'albumines et de cylindres ; dans la néphrite interstitielle où l'albumine fait quelquefois défaut, on se basera sur la quantité et le poids spécifiques.

b) En examinant le *cœur* et les *vaisseaux*, on trouvera dans le mal de Bright, une hypertrophie du ventricule gauche, une pression élevée, des vaisseaux athéromateux, le tracé sphygmographique sera consulté avec fruit.

c) Les *modifications du fond de l'œil* analogues à un examen superficiel, seront différenciées par un observateur attentif, à moins de circonstances exceptionnelles. Les taches blanches de la rétinite albuminurique, peuvent aussi exister dans l'autre cas, mais rarement elles sont aussi nombreuses que dans l'affection rénale. Gowers admet de plus, que dans ce dernier cas la papillite est moins intense. Néanmoins, il est des circonstances où cet examen ne saura suffire pour baser le diagnostic.

d) La *céphalalgie* est rarement aussi intense, et aussi pénible dans le mal de Bright ; son siège alors est plus particulièrement à l'occiput.

e) L'*âge* du malade sera pris en considération ; comme la néphrite interstitielle frappe rarement les jeunes gens, si le patient est jeune, on devra dans les cas douteux diagnostiquer une tumeur.

Si on trouve plusieurs des conditions ci-dessus réunies, on pourra sans crainte d'erreur porter un diagnostic définitif, à moins que les deux affections ne soient réunies.

II. Encéphalopathie saturnine. — Comme dans le cas précédent, nous pouvons avoir ici, de la céphalalgie, des vomissements, des convulsions, de la névrite optique, aussi faut-il toujours dans le cas de tumeur cérébrale probable, éliminer la possibilité d'accidents plombiques.

Pour ceci, on devra s'appuyer sur :

a) La *profession* du malade qui établira la possibilité d'accidents saturnins.

b) Les *commémoratifs* qui pourront révéler des accidents antérieurs, tels que coliques, constipations opiniâtres, anémie, paralysie des extenseurs du poignet.

c) Le *liséré gingival* de Burton est un excellent signe.

d) La recherche du *plomb dans l'urine*, pourrait en certain cas apporter un excellent appui au diagnostic.

III. Hypermétropie avec ou sans anémie. — Les jeunes gens affectés d'anomalies de la réfraction, sont fréquemment atteints de céphalalgie. De plus, Cowper a montré qu'il existait fréquemment chez eux de l'œdème et du gonflement de la papille.

Les jeunes filles chlorotiques, peuvent avoir de ce fait de la névrite optique ; s'il s'y associe des anomalies de la réfraction et de la céphalalgie, on comprend qu'un diagnostic soit nécessaire.

La céphalalgie est moins intense dans l'hypermétropie, elle est surtout orbitaire ou frontale ; elle s'aggrave par les efforts d'accommodation, et l'usage de la vision. L'usage de verres correcteurs suffit à la faire disparaître.

La suppression des règles fera pencher vers l'anémie.

IV. Atrophie du cerveau. — Il est très difficile d'en faire la différence, et souvent le diagnostic ne sera établi que par l'examen post mortem.

Peut-être cependant peut-on utiliser ce fait, que dans l'atrophie, les symptômes n'ont aucune valeur de localisation.

V. Migraine. — Le type classique de la migraine est facile à reconnaître, mais les formes irrégulières, et en particulier celle qui est associée à l'hystérie, ne permettent pas d'aussi faciles conclusions.

Dans la migraine, la périodicité des attaques, le caractère de la douleur, l'hémianopsie temporaire, l'absence de tout symptôme en dehors des accès, l'absence de névrite optique, et dans quelques cas, l'efficacité du traitement, seront d'une utilité incontestable.

Hilton Fagge a cependant rapporté un cas de tumeur dont la douleur avait une ressemblance parfaite avec celle de la migraine.

VI. Hystérie.—Dans l'hystérie on peut trouver de nombreux symptômes qui simulent les affections organiques du cerveau ; ainsi on rencontre de la céphalalgie, des vomissements, de l'anesthésie, des paralysies hystéro-traumatiques, des contractures. Le diagnostic exige une certaine attention, surtout dans les cas de tumeurs cérébrales chez les névrosés.

La constatation de la névrite optique et des convulsions épileptiformes, sera en faveur de l'affection organique ; cependant Ballet a décrit des attaques d'hystérie à forme d'épilepsie partielle qui seront souvent mal interprétées, si on n'a soin de s'appuyer sur la constatation de signes spéciaux à l'hystérie ; ainsi la douleur ne coïncide pas avec le siège du trauma, elle affecte des formes plus diverses, le membre ne se paralyse pas, et on peut retrouver sur le sujet les stigmates de l'hystérie. Dans cette dernière maladie, la douleur est rarement très intense, les paralysies sont plus rarement partielles, et n'existent guère à la face ; les anesthésies sont mieux marquées que dans les affections organiques ; enfin la constatation de zones hystérogènes suffit à lever tous les doutes.

Il faudra également bien distinguer les monoplégies hystéro-traumatiques, qui sont moins brusques, et s'accompagnent presque toujours de stigmates pathognomoniques.

VII. Démence. — Les troubles intellectuels sont fréquents dans les tumeurs cérébrales, et on a observé de véritables cas de folie. On éliminera cette affection si on constate des céphalalgies intenses, des vomissements, de la névro-rétinite, et des paralysies localisées ; ce dernier signe est assurément le meilleur.

VIII. Méningite. — Le diagnostic, facile dans quelques cas, est complètement impossible dans d'autres.

La méningite généralisée est habituellement facile à reconnaître, tandis que les plaques limitées de méningite ou de méningo-encéphalite, peuvent simuler de tout point une tumeur.

Dans les deux affections, on rencontre la céphalalgie, les vomissements, la névrite optique double, les convulsions locales ou généralisées, parfois aussi les paralysies partielles.

La distinction pourra être faite, si on examine les symptômes suivants :

a) Le début et la *marche* de la maladie, sont assez caractéristiques dans la méningite qui est plus brusque et plus régulière (stade d'excitation, précédant toujours le stade de dépression). La durée est moins longue, Hilton Fagge admet qu'une affection qui dure plus de six semaines, n'est pas de la méningite.

b) La *température* est plus élevée dans la méningite, le *pouls* fréquent au début, devient ensuite lent et irrégulier.

c) La céphalalgie est moins limitée, et peut être aussi moins intense ; il y a surtout des hyperesthésies sensitives ou sensorielles (photophobie), plutôt que des douleurs.

d) La *névrite optique* est moins intense, le gonflement moins accentué. Gowers admet que la pupille est plus pâle dans la méningite ; la constatation de tubercules dans la choroïde lèvera les doutes, et fera diagnostiquer une méningite tuberculeuse.

e) Le *jeune âge* est plus souvent affecté de méningite que de tumeurs cérébrales.

f) Le délire, les hallucinations, la constipation, la raideur des muscles de la nuque, l'injection des conjonctives et les grincements de dents, sont des phénomènes plus spéciaux à la méningite.

IX. Hémorrhagie cérébrale. — Cette affection sera diagnostiquée en s'inspirant des considérations suivantes :

a) *L'attaque apoplectiforme* qui peut exister dans les tumeurs cérébrales, est dans ce dernier cas, moins intense, et toujours précédée d'un passé cérébral, tandis que l'apoplexie de l'hémorrhagie est souvent le premier symptôme important qui se manifeste.

b) La *névrite* double optique y est très rare, à moins que

l'hémorrhagie ne coexiste avec du brightisme ou du satur·
nisme,

c) L'hémorrhagie s'observe surtout dans un *âge* avancé.

d) On se basera aussi sur les lésions concomittantes des
deux affections ; d'une part, existence de lésions tuberculeuses, syphilitiques ou cancéreuses dans d'autres organes ; d'autre part, hypertrophie du ventricule gauche, albumine, tension
sanguine élevée, athérome des vaisseaux.

e) La *température* est souvent modifiée dans les larges
hémorrhagies cérébrales. A moins qu'il ne s'agisse d'abcès,
on ne rencontre pas cette modification dans les lésions qui pro·
duisent la compression cérébrale.

f) La marche de la maladie sera aussi bien différente dans
les deux sortes d'affections.

II. — QUEL EST LE SIÈGE TOPOGRAPHIQUE DE LA LÉSION ?

Avant de nous demander si la lésion siège dans la zone
intellectuelle motrice ou sensitive, nous devons éliminer les
affections du cervelet qui ont plus d'un point d'analogie avec
celles qui nous occupent, mais qu'il est, cependant, dans beaucoup de circonstances, possible de distinguer.

Les affections du cervelet, sont le plus souvent des tumeurs
tuberculeuses ou des abcès consécutifs aux otites moyennes.
Elles se manifestent également par de la céphalalgie intense,
plus spécialement occipitale, de la névrite optique double, des
phénomènes généraux dus surtout à des compressions vasculaires, ou à l'interruption de la circulation du liquide céphalo-rachidien, qui amène promptement de l'hydropisie ventriculaire.

Les vomissements sont plus fréquents dans les affections
cérébelleuses, cependant il ne faudra pas y attacher une grande
importance, et songer qu'ils peuvent être causés par des
affections bien différentes, alcoolisme, grossesse, méningite,
mal de Bright, migraine.

Les convulsions sont généralisées et non partielles.

La démarche est irrégulière, analogue parfois à celle de
l'ivresse. Hughlings Jackson la considère comme un effet de

paralysies légères; tandis que Ferrier ne voit là que de l'in-
coordination motrice, et en fait une forme spéciale d'ataxie
(ataxie cérébelleuse).

Le *vertige* est si fréquent dans les lésions du cervelet, que sa
constatation suffit à établir le diagnostic dans les cas douteux.

Les rétropulsions, latéropulsions, mouvements en cercle, ont
été fréquemment observés.

Les lésions de cet organe éliminées, on devra rechercher le
siège topographique de l'agent de compression, en s'inspirant
des symptômes décrits précédemment. Nous commencerons
par la région motrice dans laquelle le diagnostic peut acquérir
le plus haut degré de précision.

1° Région motrice. — Les tumeurs de cette région sont
caractérisées, par des troubles moteurs, paralytiques ou
convulsifs. Il est de la plus grande importance d'être exactement renseigné sur les phénomènes du début de la maladie,
car ce sont les premiers symptômes qui sont en rapport avec
le siège de la lésion, plus tard l'extension de la tumeur, ou la
propagation de l'irritation peuvent modifier les symptômes
primitifs, ou en ajouter de nouveaux qui obscurciront les premiers ; la constatation de visu, par le médecin lui-même, de la
succession des phénomènes qui composent une attaque épileptiforme, est de la plus haute utilité. Séguin a bien montré, en
effet, l'importance du premier symptôme convulsif, qui dépend
de l'excitation directe de la partie atteinte, et c'est pour ce
motif qu'il l'appelle « *signal symptôme* »; les suivants pouvant résulter de la propagation de l'excitation aux parties
saines voisines.

Voici d'après Séguin (traduction), la description des symptômes spéciaux à la lésion de chacune des parties de la région
motrice.

« a) Les tumeurs de l'extrémité caudale de la 3ᵉ circonvo-
« lution frontale, — du côté gauche chez les droitiers, — pro-
« duit d'abord des troubles de la parole, puis une aphasie
« motrice. L'extension vers le reste de la zone motrice, amène
« de la parésie et des mouvements convulsifs de la langue, de

« la face, et de l'extrémité supérieure du côté opposé du corps.
« Plus tard ces symptômes deviennent permanents.

« *b*) Les tumeurs de l'extrémité inférieure des circonvolu-
« tions prœ et post Rolandiques, au début, amènent des mou-
« vements convulsifs, ou de la parésie, ou les deux à la fois,
« dans la moitié opposée de la langue ; plus tard, de l'aphasie
« motrice et de la paralysie de la face et de l'extrémité supé-
« rieure ; plus tard encore, une paralysie complète de la moitié
« de la langue, de la face et de l'extrémité supérieure, avec
« aphasie permanente et convulsions jacksonniennes.

« *c*) Les tumeurs de l'extrémité caudale de la deuxième fron-
« tale et de la partie voisine de la circonvolution prœrolan-
« dique, produisent d'abord de la parésie avec mouvements
« convulsifs des muscles de la face, dans le côté opposé, puis
« mêmes symptômes, avec addition d'aphasie motrice plus
« ou moins prononcée, parésie de la moitié de la langue, paré-
« sie et spasmes de l'extrémité supérieure, surtout des doigts ;
« en dernier lieu, paralysie permanente de la moitié de la
« langue, de la face, de la main, aphasie et convulsions.

« *d*) Une tumeur siégeant à la partie inférieure du tiers
« moyen de la précentrale, se révèle par des spasmes et de la
« parésie du pouce et des doigts du côté opposé, — quelquefois
« de la main entière et de l'avant-bras. — Après son accrois-
« sement, des symptômes d'irritation ou de destructions
« apparaissent à la face, à la langue, et il y a une aphasie
« plus ou moins marquée ; la parésie de la main et de l'avant-
« bras devenant une paralysie complète.

« Séguin, à ce sujet, fait remarquer que la paralysie des
« doigts s'accompagne toujours d'engourdissement et d'anes-
« thésie tactile légère.

« *e*) Les tumeurs de la partie supérieure du tiers moyen de
« la prœcentrale et de la post-centrale donnent leurs symp-
« tômes dans l'appareil musculaire du bras et de l'épaule. Plus
« tard, les mouvements convulsifs et la paralysie s'étendent à
« d'autres parties, suivant le côté vers lequel se développe la
« tumeur. Si c'est en bas, l'avant-bras, la main, la face, la
« moitié de la langue sont atteints ; en dernier lieu survient
« l'aphasie, quoiqu'elle soit rarement complète. Si c'est en

« haut, les convulsions et la paralysie, mais surtout la para-
« lysie, se cantonnent successivement dans la cuisse, la jambe
« et le pied.

« *f*) Les tumeurs du tiers supérieur des circonvolutions
« ascendantes et du lobule paracentral, donnent au début des
« convulsions et de la paralysie dans la cuisse, la jambe et le
« pied. Plus tard, par l'extension du néoplasme, on a des
« symptômes dans le bras et la main, rarement dans la face,
« jamais d'aphasie, à moins de cas exceptionnels, où la résis-
« tance du patient a permis à la tumeur d'acquérir un volume
« énorme.

« Il peut arriver, que le centre du membre supérieur de
« l'hémisphère opposé soit en même temps atteint, donnant ainsi
« de la paralysie avec ou sans convulsions dans les deux jambes,
« — pseudo-paraplégie. »

Tous ces symptômes, comme le fait prévoir la décussation
des cordons médullaires dans le bulbe, correspondent à des
lésions situées dans l'hémisphère cérébral du côté opposé. Ils
ont d'autant plus de valeur qu'ils se localisent à un nombre de
muscles plus restreint.

2° **Région sensitive.** — Le diagnostic des néoplasmes de
cette région sera basé sur la constatation de troubles de la
vision et du langage, troubles qui sont en rapport avec une
destruction plutôt qu'une irritation de la substance cérébrale.

a) Un malade présentant les symptômes généraux d'une
tumeur intra-crânienne et des symptômes spéciaux, de surdité verbale, sans hémiplégie, hémiconvulsions ou hémianesthésie, a probablement une lésion de la première circonvolution temporale du côté gauche, ou des faisceaux blancs qui en
partent.

Les symptômes d'accroissement de la tumeur seront plutôt
sensoriels : paresthésies, perte du sens musculaire, en dernier
lieu, anesthésie du côté opposé du corps.

b) Le malade qui a de la céphalalgie, des vomissements, une
papille congestionnée, de l'assoupissement, tendance à la stupeur, début d'hémianesthésie, hémianopsie latérale, sans hémi-

parésie ou hémiconvulsions, est atteint de tumeur du lobe occipital (Seguin).

c) Lorsqu'avec les troubles généraux ordinaires, le malade présente de l'anesthésie, de l'hémianopsie homonyme et de la cécité verbale, la lésion, selon toute vraisemblance, occupe le gyrus angulaire, ou lobule du pli courbe.

3° **Région intellectuelle**. — Les lésions de cette région ont des symptômes mal déterminés et on ne trouve rien de bien caractéristique pour étayer solidement le diagnostic.

L'absence de troubles moteurs et sensitifs, une moins grande fréquence des vomissements et des convulsions généralisées, des troubles marqués du côté de l'intelligence, la perte de la mémoire, la fatigue rapide qui résulte de la concentration de l'esprit, peuvent faire penser à une tumeur des lobes frontaux.

Si à ces symptômes s'ajoutent quelques troubles moteurs, parésie des mouvements de la tête et des yeux, ou un certain degré d'aphasie, on sera autorisé à conclure à une extension du néoplasme en arrière, sur la lisière de la région motrice, et le diagnostic, en raison de ces troubles nouveaux, prendra plus de précision.

On peut constater, d'après ces données, que les lésions de certaines régions peuvent bien donner des symptômes généraux de tumeur cérébrale, mais sont incapables de fournir des signes permettant une localisation exacte. Elles rentrent donc dans la troisième des catégories que nous avons mentionnées au chapitre des symptômes.

Certains auteurs ont bien songé à déterminer leur situation précise par l'appréciation de certains symptômes, tels que la douleur localisée à la pression, le siège de la céphalalgie, la thermométrie cérébrale, mais ce sont là des moyens trop infidèles pour qu'on puisse sur leur simple constatation baser une thérapeutique rationnelle.

Il n'en est pas moins vrai que le diagnostic acquerra plus de certitude, si le point indiqué par l'étude des symptômes fonctionnels coïncide avec le siège de la douleur à la pression.

III. — LA LÉSION EST-ELLE CORTICALE OU SOUS-CORTICALE ?

La connaissance de ce fait est des plus utiles au point de vue de l'opération et du pronostic.

Les constatations dont on s'est servi pour établir la distinction, ont porté sur les faits suivants :

a) Nature et siège du signal symptôme : présence et ordre l'apparition des signes de parésie.

b) Présence et absence de céphalalgie.

c) Modification de la température locale du crâne.

d) Etude de l'hémianopsie.

1° *Etude des symptômes.* — D'abord, notons que la physiologie nous enseigne que dans le cortex, ou la substance blanche sous-jacente, il n'y a aucune différence entre l'irritation ou la destruction. Putnam a démontré (*Boston med. and surg. Journal,* juillet 1874) qu'après l'excision d'un centre cortical, la faradisation des faisceaux blancs sous-jacents, peut produire des mouvements du côté opposé. On obtient donc les mêmes résultats par la faradisation du centre ou celle du cordon blanc. Même dans la capsule interne, les excitations isolées des faisceaux de la langue et de la face peuvent produire le même effet (Franck, Beevor). Entre les deux excitations (centre, ou faisceau après l'excision du centre) il y a dans l'expression graphique du spasme local, une différence qui a été bien remarquée par Franck.

Cet auteur a montré que dans ces deux cas, la *durée* de l'excitation n'est pas la même. En effet, l'électrisation du centre, produit une excitation qui dure encore après la cessation du courant ; au contraire, lorsque l'électrisation du cordon est finie, l'excitation cesse immédiatement. (Voir fig. 2.)

De plus la *nature* des convulsions n'est pas la même. Ainsi l'électrisation du centre donne : 1° une convulsion tonique pendant la durée de l'application du courant ; 2° des convulsions cloniques après la cessation. L'électrisation de faisceaux donne seulement des convulsions toniques pendant la durée du courant.

D'où, cette loi de Franck : la substance blanche n'a pas la

propriété de donner des convulsions épileptiformes, ce sont les centres corticaux seuls qui la possèdent.

Cette différence, facile en physiologie, peut-elle être faite en clinique ? Non ; car on observe sur le même sujet des variétés considérables, soit des convulsions toniques seules, soit des convulsions tonico-cloniques, soit l'attaque type commençant par une phase tonique.

Actuellement on ne peut expliquer ces faits, qu'en supposant un tumeur sous-corticale, excitant à la fois les faisceaux con-

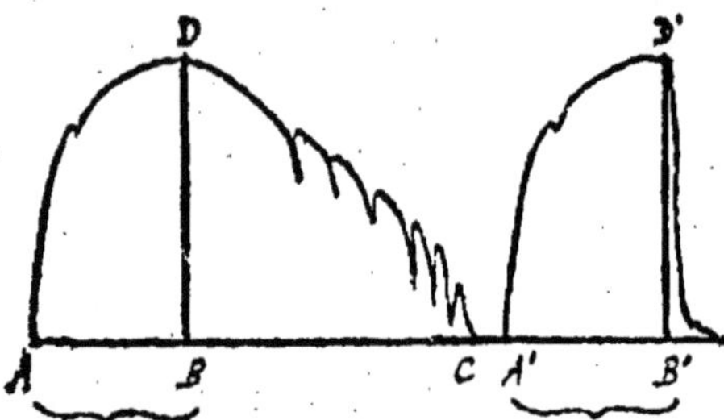

FIG. 2. — *Courbe de la contraction musculaire produite par l'application du courant électrique sur le centre cortical, ou sur les faisceaux blancs. Schéma* (d'après François Franck).

AB. Durée de l'application du courant sur le centre cortical moteur. — 1re phase AD, convulsions toniques. — 2e phase, DC, convulsions épileptiformes.
A'B'. Durée de l'application du courant sur les faisceaux blancs sous-jacents. — Phase unique, A'D', convulsions toniques.

ducteurs, et le centre qui n'est pas enlevé comme dans l'expérience physiologique ; donc on peut avoir la production des deux sortes de phénomènes.

La conclusion est que l'étude des symptômes ne peut nous fournir une différence. La plupart des auteurs, d'ailleurs, n'essayent pas de la chercher ; d'autres, comme Gowers, prétendent que les lésions de la substance blanche ne peuvent donner de convulsions locales que si elles sont immédiatement au-dessous du cortex.

Nothnagel, Bernhardt, Osler, Mills et Lloyd, disent qu'une tumeur du centre ovale, donne les mêmes signes qu'une tumeur de l'écorce, c'est-à-dire une convulsion limitée à un seul membre, ou débutant par un membre pour gagner ensuite les autres. Bouveret et Eparvier ont récemment rapporté un cas de lésions sous-corticales, amenant des troubles analogues à ceux des lésions corticales.

Hughlings Jackson pense que dans le cortex le début se fait par des convulsions, et dans la substance blanche par des paralysies.

Seguin a observé une grande irrégularité à ce sujet. Dans des cas de lésions du cortex, il a vu les symptômes débuter soit par du spasme, soit par de la parésie, soit par les deux à la fois.

2° *La céphalalgie* peut-elle nous guider ? On prétend que oui ; si elle dure depuis longtemps et est très intense, il s'agit du cortex ; car la douleur est d'autant plus intense que la lésion se rapproche de la dure-mère.

Bernhardt cite quelques cas qui confirment cette opinion, mais il y a de nombreuses exceptions. Dans le cas de Beaudet, cité par Pitres, il s'agissait d'une tumeur du centre ovale avec douleurs violentes.

Hughlings Jackson cite des cas de lésion du cortex avec douleur insignifiante.

La douleur non seulement n'indique pas la superficialité de la lésion, mais ne peut fournir de renseignements sur le siège topographique de la lésion, car elle peut exister du côté opposé, ou dans tout autre point.

Peut-être la sensibilité à la pression et à la percussion a-t-elle plus de valeur ? Seguin qui cite des cas contraires, pense que ce signe doit passer après les symptômes de localisation.

3° *Valeur de la température.* — Les premières expériences ont été négatives (Broca). On pensait trouver une élévation dans la température, mais les cas où il y a irrégularité sont les plus nombreux, et d'ailleurs, les différences constatées se chiffrent par dixièmes de degrés.

Allen Stars dans ses dernières expériences, est du même avis que Nothnagel, et conclut que c'est un mauvais signe de localisation.

4° *L'étude de l'hémianopsie* pourra dans certains cas servir au diagnostic.

D.   5

a) Si la lésion est corticale, ou dans les faisceaux blancs immédiatement sous-jacents, on a l'hémianopsie seule, et la pupille est toujours sensible à la lumière.

b) Si la lésion est dans la capsule interne, l'hémianopsie est associée avec l'hémianesthésie, et même l'hémiplégie, si la lésion est étendue. Ici encore la pupille réagit, mais plus loin, il y aura abolition du réflexe pupillaire.

c) L'hémianopsie par lésion des bandelettes s'accompagne d'hémiplégie si la tumeur est volumineuse, et de paralysies de quelques muscles oculaires.

d) L'hémianopsie qui s'accompagne d'aphasie, d'alexie, d'hémiplégie, est probablement causée par une obstruction artérielle.

e) L'hémianopsie temporale, nasale, n'est jamais due à une lésion du cortex.

En résumé, on peut, d'après Seguin, se baser sur les règles suivantes, sans y attacher une confiance absolue.

Lésion corticale ou épicorticale. — Signes : Spasme clonique localisé ; attaques épileptiformes débutant par des convulsions localisées, et suivies de paralysies, présence de douleur locale et de sensibilité à la pression ; température plus élevée.

Lésion subcorticale. — Paralysie locale ou de la moitié du corps, suivie de convulsions, prédominance de convulsions toniques ; peu de céphalalgie, pas de sensibilité à la pression ; température locale normale.

IV. — DIAGNOSTIC DU NOMBRE DES LÉSIONS

On peut s'appuyer pour ce diagnostic, sur la nature de la lésion, ou sur l'étude des symptômes.

Si le malade a des signes de tuberculose, la tumeur sera probablement multiple.

Si les symptômes répondent à la lésion de plusieurs centres, on sera également en droit de songer à des tumeurs multiples. Prenons un exemple. Un malade a des symptômes moteurs du côté de la face et de la main, des convulsions partielles, de la céphalalgie, une papille œdémateuse, vous songez à une tumeur des circonvolutions ascendantes. Si chez le même patient il y a de l'anesthésie, de l'hémianopsie, et de la cécité verbale, vous pouvez présumer une deuxième lésion de la partie antérieure du lobe occipital ou du pli courbe.

Quelquefois il est difficile de dissocier les symptômes pour faire la part de chaque lésion, et il faut avouer que la multiplicité des tumeurs complique singulièrement les symptômes et le diagnostic.

V. — NATURE DE LA LÉSION

Nous savons que les symptômes de compression ou d'irritation cérébrales que nous avons décrits peuvent être produits par des lésions d'ordre variable, telles que :

Tumeurs proprement dites ;

Abcès ;

Épanchements sanguins ;

Exostoses, ou fragments osseux ;

Plaques de méningo-encéphalite, etc.

Chacune de ces lésions exigeant un traitement variable, et plus ou moins rapide, il est d'une utilité incontestable de pouvoir les distinguer avant toute tentative opératoire. Trop souvent malheureusement, l'obscurité des symptômes sera un obstacle insurmontable.

I. Tumeurs proprement dites. — Les tumeurs proprement dites, correspondent assez bien au type clinique de notre description générale. Presque toujours ce sont des affections à marche lente ; leur évolution permettant la suppléance des parties annihilées au point de vue fonctionnel, il s'ensuit qu'elles peuvent avoir une première période presque muette, ou du moins assez peu caractéristique pour qu'on ne puisse les reconnaître. La température y est presque toujours normale.

Comme les autres lésions, elles ont sur le cerveau une action de compression ; mais plus que toutes les autres, elles ont une action directe sur le tissu cérébral qu'elles détruisent, aussi leur reconnaît-on deux formes. Bergmann les divise en tumeurs *encapsulées* ou circonscrites, et en tumeurs *infiltrées* ou diffuses. Les premières agissent par compression en déplaçant le cerveau, elles sont facilement énucléables. Les secondes qui sont généralement entourées d'une zone de ramollissement, détruisent la partie du cerveau dont elles prennent la place et sont plus difficiles à enlever.

La fréquence des tumeurs est considérable. Hale White (Guy's Hospital Rep., 1886), prétend qu'on en trouve 1 sur 49 autopsies. Il est vrai qu'il s'agit là de tumeurs siégeant dans un point quelconque de la substance cérébrale : celles de l'écorce sont moins fréquentes et Allen Starr les classe dans l'ordre suivant (*Med. News*, 12 janvier 1889).

Sur 300 cas :

Cervelet	96
Tumeurs multiples	43
Protubérance et pont de Varole	38
Centre ovale et corps calleux	35
Ganglions centraux	27
Écorce cérébrale	21
Tubercules quadrijumeaux	21
Base	8
4e ventricule	5

D'après cette statistique, les tumeurs ne siégeraient dans le cortex que 21 fois sur 300, et par conséquent ne seraient accessibles que 1 fois sur 14 environ.

D'autre part, si l'on réunit les stastiques de Hale White et celles de Bernhardt, on arrive à un chiffre de 580 cas, concernant la nature spéciale de chaque tumeur :

Nature indéterminée	133
Tumeurs tuberculeuses	137
Gliomes	76
Sarcomes	75
Hydatides	30
Kystes	27
Carcinomes	24
Gommes	21
Glio-sarcomes	14

Myxomes.	12
Ostéomes.	6
Névromes.	4
Psammomes.	4
Papillomes.	4
Fibromes.	3
Cholestéatomes.	2
Lipomes.	2
Tissu érectile.	2
Kystes dermoïdes.	2
Enchondrome.	1
Lymphome.	1

Cette table a été dressée d'après les cas observés chez l'adulte, chez l'enfant la fréquence n'est pas la même. Allen Starr a dressé un tableau sur 300 cas, où les diverses tumeurs figurent dans l'ordre suivant :

T. tuberculeuses.	152
Gliomes.	37
Sarcomes.	34
Kystes.	30
T. indéterminées.	30
Carcinomes.	10
Glio-sarcomes.	5
Gommes.	2
	300

Ici, comme dans le tableau précédent, les tumeurs tuberculeuses prédominent, mais dans une proportion beaucoup plus forte, puisqu'elles dépassent la moitié des cas.

Pour les gliomes et les sarcomes, la proportion égale des deux côtés, est d'environ $1/8^e$ des cas observés. Par contre, la proportion des carcinomes est plus faible dans l'enfance, quant aux tumeurs gommeuses elles figurent à peine dans la statistique du bas-âge.

L'appréciation de la nature des tumeurs sur le vivant, est très difficile. cependant on pourra se baser sur l'état général, ou la constatation de tumeurs variables dans les autres parties du corps.

La tumeur sera supposée *tuberculeuse* si on trouve dans l'hérédité ou dans les antécédents, des manifestations de cette diathèse. La constatation chez le patient de cicatrices strumeuses, de ganglions bacillaires, de tumeurs blanches, l'existence de râles humides dans les sommets, une pleurésie ancienne, de la diarrhée chronique, servira de fondement au diagnostic.

Ce point est de la plus haute importance, car il est admis que les tumeurs tuberculeuses sont le plus souvent multiples, et qu'elles récidivent fréquemment ; aussi la question de l'intervention est-elle très discutée, et résolue dans un sens différent par les divers auteurs.

Si rien n'autorise à diagnostiquer la tuberculose, il faudra rechercher la *syphilis*, mais chez l'adulte seulement. On sait que la syphilis peut traduire son action sur le cerveau par des lésions bien différentes, et qu'elle peut produire des exostoses intra-crâniennes, des gommes, des lésions vasculaires avec leurs conséquences, de la méningite, etc. Les exostoses et les gommes seront les seules qui pourront donner lieu à des phénomènes de compression. Nous nous occuperons plus loin des exostoses.

Les gommes résultent surtout, d'après Byrom Bramwell, d'une syphilis acquise et ne s'observent que très rarement dans la syphilis héréditaire.

Il sera nécessaire de rechercher dans les antécédents, l'existence d'un chancre, de plaques muqueuses, d'éruptions diverses, d'alopécie temporaire, de céphalalgies nocturnes. La constatation d'exostoses tibiales ou claviculaires renforcera les présomptions.

D'autre part, les symptômes de l'affection cérébrale offriront quelques particularités ; la céphalalgie sera plus intense la nuit, on aura un point sensible à la percussion et de l'insomnie, les symptômes moteurs seront surtout convulsifs. Le traitement spécifique, d'ailleurs, devra toujours être institué d'une manière vigoureuse dans les cas douteux. Après l'élimination des tumeurs tuberculeuses et syphilitiques, la difficulté est grande, le carcinome qui est habituellement secondaire, sera soupçonné, si on constate un cancer d'un organe quelconque. Cette constatation, aura pour effet d'empêcher un traitement chirurgical actif, qui, de l'avis de tous, aurait peu de chances de réussite.

Pour les autres tumeurs, le diagnostic est impossible ; aussi le chirurgien sera-t-il prêt à modifier son intervention, suivant la nature de la tumeur que la trépanation fait découvrir.

II. Abcès. — Les abcès du cerveau sont connus depuis longtemps, Quesnay et Lapeyronie conseillèrent de les ouvrir, mais sans le faire. Dupuytren fut le premier qui osa plonger son bistouri dans la substance cérébrale. Le diagnostic avait été juste, le résultat n'en fut pas moins fâcheux, et cet insuccès découragea ses successeurs, et aucune autre tentative ne fut faite jusqu'à Detmold. Jusqu'ici, les opérateurs n'avaient été guidés que par le hasard, Paul Broca, en 1866, montra, avec observations à l'appui, qu'on pouvait se guider sur des faits scientifiques certains. C'est en se basant sur la connaissance exacte des localisations de l'aphasie motrice qu'il put annoncer et opérer un abcès du voisinage de la 3ᵉ frontale. Cette opération, hardie pour une époque où l'antiseptie n'était pas encore connue, devint légitime après la propagation des découvertes de Lister ; actuellement elle est de pratique courante.

Avant de faire le diagnostic des abcès cérébraux, nous devons donner quelques considérations sur l'étiologie et la symptomatologie de cette affection.

a) Aperçu général. — D'après Broca et Sébileau, les auteurs d'une excellente revue de la *Gazette des Hôpitaux* (1888, nº 94), les causes des abcès cérébraux peuvent être rangées sous trois chefs distincts : 1º abcès de cause générale ; 2º abcès dus à un traumatisme ; 3º abcès produits par des suppurations des os du crâne, et en particulier de l'oreille moyenne.

Dans la première catégorie, on range les abcès de la pyohémie qui ne sont pas du domaine chirurgical, et les abcès tuberculeux, que Bergmann conseille de respecter, sous prétexte qu'ils sont le plus souvent multiples, et que la récidive est presque certaine. Cette opinion a été jugée trop exclusive par de nombreux auteurs.

A côté de ces abcès, on peut placer ceux qui résultent d'une affection des voies respiratoires, gangrène pulmonaire (Virchow), dilatation des bronches (Biermer), bronchite fétide (Näther), infarctus pulmonaires, pleurésie purulente. Ballet a cité un abcès coïncidant avec une malformation du cœur. Eiselberg a trouvé un abcès à l'autopsie d'un soldat mort d'insolation, sans coexistence d'autre lésion du cerveau ou de ses enveloppes.

Les abcès consécutifs aux traumatismes, tendent à disparaître en raison des progrès de l'antisepsie ; Macewen pense qu'ils résultent toujours d'un état septique de la plaie crânienne. Ils sont *précoces* ou *tardifs*. Les premiers sont généralement corticaux plus ou moins diffus et s'accompagnent assez souvent de méningite. Les seconds, sont profonds, beaucoup plus souvent limités que les premiers, quelquefois même entourés d'une capsule très nette. Ils apparaissent, lorsque la plaie crânienne est guérie, et ne sont pas toujours en rapport de continuité avec le foyer de la fracture qui est presque constante dans ce cas. Parfois ils communiquent avec un foyer de suppuration osseux, parfois aussi ils sont séparés de la boîte crânienne par une grande épaisseur de tissu cérébral sain. Les fractures ouvertes, les fractures du rocher ou du nez sont celles qui le plus fréquemment donnent lieu à des abcès du cerveau.

Les suppurations osseuses qui produisent le même résultat, sont des ostéomyélites du crâne, des affections suppurées des cavités nasales et orbitaire, mais surtout l'otite moyenne.

Voici d'ailleurs les chiffres que donnent quelques statistiques ; Gull et Sutton (dans le *Système of Medecine* de Reynolds) trouvent 27 abcès consécutifs à l'otite sur un total de 76. Lebert (dans les Archives de Virchow) donne un peu moins, un quart sur 80 cas.

Les statistiques de Rudolph Meyer et de Ogle fournissent 101 cas dont la cause a été trouvée ; 27 dus à une affection de l'os temporal, ou de l'oreille moyenne ; 20 à des lésions du poumon ou du foie ; 24 à la pyohémie, le reste à des causes diverses.

Barker pense qu'il faut aujourd'hui changer les statistiques, et donner 50 pour 100 aux affections de l'oreille, car la pyohémie a beaucoup diminué, de même les abcès traumatiques sont plus rares depuis qu'on traite antiseptiquement les fractures du crâne.

Thomas Parr (*British med. J.*, 2 avril 1887) renchérit encore, et admet que les lésions de l'oreille produisent plus de la moitié des abcès.

Comme les précédents, ces abcès ne sont pas toujours en correspondance directe avec la lésion qui leur a donné naissance. D'après Barker, la propagation se ferait par deux voies différentes : 1° par phlébite septique venant de la cavité du tympan, et gagnant le cerveau par un chemin plus ou moins direct, pour provoquer une inflammation dans la substance blanche ; dans ce cas, les méninges et le cortex peuvent paraître sains à l'œil nu. La direction des vaisseaux qui emportent l'inflammation est variable, et il s'agirait d'une phlébite rétrograde ; 2° le deuxième mode d'origine des abcès, vient de l'extension de l'inflammation de l'oreille moyenne à la dure-mère et de là à l'écorce cérébrale, par une lepto-méningite plus ou moins localisée. Le premier mode est plus fréquent pour les abcès du cerveau, le deuxième, pour ceux du cervelet ; mais tous les deux peuvent résulter d'une affection identique de l'oreille, avec ou sans carie, avec ou sans abcès subdural.

Dans le deuxième mode, la lésion est plus grave ; en effet, la lepto-méningite septique a de grandes tendances à se généraliser.

Alexander Adams prétend qu'il y a un transport de bactéries par les veines.

Le siège de prédominance des abcès est le lobe temporo-sphénoïdal. Les 76 cas de Parr, sont ainsi répartis : 55 abcès des lobes temporaux, 13 du cervelet, 4 des deux endroits à la fois, 2 dans la protubérance, 1 dans le pédoncule cérébral ; tous étaient du même côté que la lésion.

La manière dont se comporte le cerveau dans le voisinage des abcès, est intéressante à connaître ; Rose prétendait qu'il y avait constamment autour de la collection purulente, une zone d'œdème ou de ramollissement, contre-indiquant toute tentative opératoire. Bergmann admet que les abcès chroniques seuls sont circonscrits. Barker, sur 7 cas, a trouvé trois fois une membrane limitante.

Les *symptômes*, d'après Bergmann, peuvent se classer de la façon suivante : 1° signes de suppuration ; 2° signes cérébraux diffus dus aux troubles de la pression intracrânienne ; 3° signes de foyer, indiquant le siège même de l'abcès.

Les symptômes de suppuration n'apparaissent pas toujours de la même façon. Après un traumatisme, lorsque la plaie est en bonne voie de cicatrisation, si on voit survenir des frissons, du malaise et une légère hyperthermie, on peut songer à un abcès aigu. D'autres fois, la plaie guérit complètement, le malade, après des semaines ou des mois de bonne santé, se croit définitivement rétabli, lorsque les signes de la suppuration apparaissent ; il s'agit probablement d'un abcès chronique. Tous les auteurs ont insisté sur cette période trompeuse et sans symptômes qui précède l'éclosion brusque des accidents. Elle est presque caractéristique, si on ne trouve dans l'économie aucune autre cause de fièvre, et s'il s'y joint les phénomènes généraux de la compression cérébrale.

La température a été diversement appréciée ; elle peut ne jamais subir d'élévation ; généralement, d'après Barker, après la période de calme, l'élévation est brusque et le pouls ralenti ; puis il se fait un abaissement progressif qui peut aller au-dessous de la normale, le pouls restant toujours plein et ralenti.

Nancrède prétend que la température est plutôt abaissée et qu'une élévation indique la participation des méninges à l'inflammation. Barker a constaté que la température était plus élevée le matin.

La température locale n'est pas moins discutée ; pour les uns, il y aurait toujours une élévation de température du côté malade ; pour d'autres, la température ne s'élève que si l'abcès a une origine osseuse, et s'il est au voisinage des méninges. La plus grande incertitude règne encore à ce sujet.

Le pouls est, comme nous l'avons dit, le plus souvent ralenti, Bergmann l'a vu tomber à 53, et a constaté que le ralentissement s'exagérait par les poussées fébriles.

Sommerville qui a étudié l'état des urines dans les abcès cérébraux, a constaté une diminution des chlorures, avec augmentation des phosphates ; après l'opération, il y a un retour rapide à l'état normal.

Les symptômes de compression sont ceux que nous avons déjà étudiés : troubles de l'intelligence, délire à voix basse, convulsions, paralysies, coma.

Les signes de *foyer*, ne sont pas souvent nettement marqués, la raison doit en être cherchée dans ce fait, que la majorité des abcès siègent dans une région latente, ce n'est que par extension qu'ils peuvent agir sur les régions excitables et donner des signes indiscutables de localisation.

Cette absence de renseignements peut être compensée par les renseignements fournis par l'étude anatomique des différents cas observés. La situation des abcès varie peu, et nous savons qu'ils occupent de préférence le lobe temporo-sphénoïdal. Dans ce lobe, Barker a remarqué, qu'ils siègent à la partie moyenne ou postérieure, et que dans la majorité des cas, ils peuvent être circonscrits dans un cercle de 3/4 de pouce de rayon, dont le centre serait à 1 pouce 1/4, en haut et en arrière du méat auriculaire.

L'abcès peut rester silencieux pendant un temps très long, mais à partir du moment où les symptômes éclatent brusquement, la marche est rapide, et la terminaison fatale ; le pus arrivant à rompre son enveloppe pour faire irruption dans les ventricules ou les méninges.

A cette période, nulle intervention n'est possible, et la mort arrive dans les convulsions généralisées, et le coma. D'autres complications peuvent se montrer qui toutes mènent à une issue fatale (William Stokes).

b) Diagnostic. — Les abcès ne seront pas confondus avec les inflammations des membranes du cerveau, dont les symptômes sont assez caractéristiques, comme nous l'avons vu ailleurs. Après un traumatisme, s'il se déclare une méningite, on n'observe pas la période préliminaire de calme, si caractéristique dans les abcès, de plus, les symptômes seront plus diffus, et les signes de localisation feront absolument défaut, à moins qu'il ne s'agisse d'une plaque limitée de méningo-encéphalite.

Le diagnostic des abcès sera guidé par la notion d'étiologie ; s'il se trouve dans l'économie des lésions de suppurations chroniques tuberculeuses ou autres, s'il existe des affections pulmonaires ou hépatiques, on sera autorisé à attribuer à un abcès, les troubles cérébraux observés.

Dans les traumatismes, après les phénomènes de commotion, si la plaie tend à une cicatrisation normale, si après une période plus ou moins longue de calme, les phénomènes de frisson et de fièvre, se révèlent sans qu'on puisse les attribuer à une complication apparente, telle que lymphangite, érysipèle, etc., il faudra songer aux complications cérébrales. On tiendra compte des soins qui auront été donnés après l'accident, on s'assurera si les corps étrangers, et les matières capables de souiller la plaie ont été enlevés, si les précautions antiseptiques ont été rigoureusement prises. Ces notions sont de haute importance.

La longueur plus ou moins grande de la période silencieuse, indiquera s'il s'agit d'un abcès chronique, et probablement circonscrit, ou d'une suppuration aiguë.

Les collections purulentes consécutives aux affections de l'oreille moyenne, étant les plus fréquentes, méritent d'appeler particulièrement notre attention. On peut les confondre avec une otite moyenne suppurée sans complication, et avec toutes les complications qui peuvent se produire dans cette affection.

Nous allons indiquer d'après Barker la marche à suivre pour arriver au diagnostic.

Si on est appelé à soigner un malade qui depuis peu souffre fort de l'oreille, et commence à avoir du mal de tête à ce niveau, avec de l'assoupissement, de l'élévation de température, un pouls rapide, avec ou sans délire, on doit songer à la production du pus, et examiner l'oreille au spéculum. Si la membrane du tympan est bombée, colorée par un pus blanc, opaque, il faut inciser. Si le pus sort librement, les symptômes peuvent diparaître complètement.

Si après le drainage, le mal de tête empire, si le pouls et la température restent élevés, si on trouve de la névrite optique, si le malade a le cri encéphalique, et la tête en opistothonos, on doit songer à la *méningite*.

Si après incision et drainage du tympan, la douleur et l'assoupissement disparaissent, mais si la température présente de grandes oscillations irrégulières, vous devez penser à la *pyohémie*, mais il n'y a aucune probabilité d'abcès cérébral.

En effet, si dans les affections récentes et aiguës de l'oreille, la méningite et la pyohémie sont fréquentes, il n'en est pas de même pour les abcès, soit subduraux, soit cérébraux, et pour la phlébite plastique.

Au contraire, si l'écoulement qui durait depuis longtemps, a cessé avec apparition de symptômes aigus, il faut penser à une *obstruction du conduit* par des masses polypeuses, ou le gonflement de la muqueuse. Après l'ablation des polypes, il peut y avoir amélioration, sinon, il s'agit vraisemblablement d'abcès intra-crânien ou de phlébite ; mais non de méningite ou de pyohémie.

Peut-on diagnostiquer un *abcès subdural* ? Il est certain qu'une opération seule peut fixer nettement à ce sujet. Cependant, on peut s'appuyer sur les considérations suivantes. D'abord, selon la règle, il s'agit d'une affection chronique, le pus n'ayant pas eu une sortie suffisante, a dû s'accumuler dans l'os temporal. Il y a une élévation de la température à moins grandes oscillations que dans la pyohémie ; le malade est triste, assoupi, se plaint seulement de douleur dans la région temporale. Le pouls est rapide, à moins que l'abcès ne soit très volumineux et amène de la compression, ce qui est rare. L'existence de la névrite optique est contestée. En examinant l'apophyse mastoïde, et la partie squameuse de l'os temporal, on trouve de la sensibilité, de l'œdème qui persiste après le drainage parfait de l'oreille. La température locale est élevée. Tout ceci indique une inflammation limitée, une rétention purulente. Si une opération préalable nous indique que ce n'est point dans les sinus mastoïdiens, c'est qu'il s'agit d'un abcès sous la dure-mère voisine.

Mais où est le pus ? Les constatations anatomo-pathologiques démontrent que les abcès subduraux ont deux sièges de prédilection : 1° sur le tegmen tympani, près de la suture pétro-squameuse ; 2° à la face postérieure de l'os pétreux, dans le voisinage du sinus latéral. Les mêmes cas, du reste, peuvent indifféremment donner lieu à ces deux localisations.

Dans le premier cas, l'ouverture se fait un demi-pouce en

haut et en arrière du méat osseux de l'oreille. Dans le deuxième, on trouve la collection, à un demi-pouce directement en arrière du même méat. On ne peut être certain de la non existence de ces abcès, qu'après l'examen de ces deux points.

Si on ne trouve pas de pus, et si la température reste élevée après l'opération, il s'agit vraisemblablement d'une *phlébite septique* avec résorption. Dans le cas de thrombose du sinus latéral et de la jugulaire interne, on peut avoir de la rougeur du même côté de la face, de l'injection des conjonctives, et on peut sentir une induration sur le trajet de la jugulaire ; le réseau cutané veineux est plus développé. La névrite optique peut exister.

Arrivons aux *abcès cérébraux*, comme ils sont les plus rares de tous ces accidents, c'est à eux qu'il faut penser en dernier lieu. Nous savons qu'ils n'existent pas dans les affections aiguës de l'oreille. Ils sont la conséquence de la rétention du pus, ou d'une évacuation difficile. Ainsi une lésion datant d'un an, avec écoulement gêné, donnera plutôt un abcès, qu'une lésion de dix ans avec écoulement libre. Nous savons quel est le siège habituel de ces abcès ; par un heureux hasard, il se trouve que c'est au même point qu'il faut attaquer aussi les abcès subduraux, par conséquent la recherche de ceux-ci peut être l'opération préliminaire à la recherche de l'abcès cérébral.

La question de l'intervention est aujourd'hui bien nette ; d'après les idées modernes, le pus en quelque endroit qu'il se trouve doit être évacué.

Les statistiques montrent bien la différence des résultats selon qu'il y a eu ou non intervention. Blum, dans les Archives de Langenbeck a fait un relevé de 44 cas, traités antiseptiquement, avec 22 guérisons ; tandis qu'il admet que livrés à eux-mêmes, les abcès donnent 90 pour 100 de mort.

Tous les chirurgiens ne sont pas d'accord sur le point à choisir pour évacuer le liquide.

Nous verrons plus loin quelles sont les diverses méthodes qui ont été employées.

III. Hémorrhagies intra-crâniennes. — Les hémorrhagies peuvent se produire en des points variables, et sous l'influence de causes diverses. On les rencontre :

Entre l'os et la dure-mère ;

Dans l'arachnoïde ;

Sous la pie-mère ;

Dans le cerveau ;

Dans les ventricules.

Fornad (*Pathol. Soc. of Philad.*, mars 1886), après l'examen anatomo-pathologique de 145 cas, donne les conclusions suivantes :

Les hémorrhagies qui existent entre le crâne et la dure-mère, résultent ordinairement d'une fracture du crâne.

Entre la pie-mère et la dure-mère, elles proviennent d'un traumatisme ou d'une insolation.

Sous la pie-mère, les hémorrhagies s'accompagnent toujours d'une lacération du cerveau (Roberts, Gross, Fornad) ; cette lacération serait en rapport avec une plus grande violence du traumatisme.

Dans l'intérieur du cerveau, la notion du traumatisme disparaît, pour faire place à celle de la lésion vasculaire ; aussi l'hémorrhagie cérébrale, médicale par sa cause, réclame un traitement médical. Les quelques tentatives chirurgicales qui ont été faites, s'adressaient surtout aux foyers voisins du cortex; quant à la ponction des ventricules dont nous dirons un mot, elle devait plutôt remédier aux effets de l'hydropisie séreuse.

Nous ne retiendrons donc que les faits d'hémorrhagies périphériques plus accessibles au chirurgien. L'hémorrhagie méningée, vu sa fréquence, nous servira de type.

L'*artère méningée moyenne*, la plus grosse branche de la maxillaire interne, pénètre dans le crâne par le foramen spinosum ou trou petit rond, se dirige un peu en arrière et en haut, puis se divise en deux branches. L'antérieure, la plus considérable, se dirige en haut et en avant vers l'angle antéro-inférieur du pariétal dans lequel elle se creuse un sillon profond, quelquefois un canal parfait. La postérieure se dirige en arrière vers la partie squamouse du temporal. La branche antérieure, elle-même, se subdivise en deux ou plusieurs branches, ce qui est très variable, parfois il y a un véritable réseau vasculaire. La partie osseuse qui recouvre ces vaisseaux est très mince, ce qui explique sa fragilité et la fréquence des lésions vasculaires. La partie du cerveau sous-jacente à la méningée moyenne, comprend les parties voisines de la scissure de Rolando (aire motrice).

L'intensité du traumatisme qui amène la déchirure vasculaire, est très variable. Parfois il y a un enfoncement et des fractures comminutives, dans ce cas le cerveau est souvent contus ; le plus souvent, il y a une simple fêlure osseuse qui peut même n'affecter que la table interne. Dans des cas plus rares, la déchirure vasculaire siège du côté opposé à la lésion crânienne ; il peut même ne pas y avoir de fracture.

Le siège de la déchirure est par ordre de fréquence : les branches terminales ; la branche postérieure ; la branche antérieure, le tronc (Jacobson).

La quantité de sang épanché est en moyenne de deux à trois onces ; quelquefois sept ou huit (Jacobson).

Les symptômes résumés, d'après Weissmann, de Zurich, sont les suivants :

Intervalle de lucidité entre le traumatisme et l'apparition des symptômes de compression ; ceux-ci peuvent se montrer de 15 minutes à 21 jours après l'accident.

Puis se montrent les symptômes de compression, paralysies diverses ; il n'y a pas de paralysie isolée du membre inférieur, mais il peut y avoir de l'hémiplégie résultant de l'extension de la compression sur la plus grande partie de l'aire motrice.

On observe des convulsions, de l'aphasie, des troubles de sensibilité, des troubles vésicaux et rectaux ; la respiration est embarrassée, stertoreuse ; les pupilles dilatées, celle du côté de la lésion l'est davantage, et ne réagit plus à la lumière.

En dernier lieu arrivent la somnolence, la stupeur, le coma, et la mort.

La marche des phénomènes varie avec l'intensité du traumatisme et le calibre du vaisseau rompu.

Certains cas légers ont un minimum de symptômes et sont d'un pronostic favorable ; tandis que les hémorrhagies du tronc de la méningée atteignent rapidement un volume considérable, fusent vers la base et amènent des compressions des troncs nerveux, principalement de la cinquième paire.

Dans un cas d'épanchement intra-crânien, consécutif au traumatisme, Golding Bird a décrit un phénomène assez curieux et auquel il attribue une certaine valeur au point de vue du diagnostic. Chez un malade qui ne présentait aucun signe d'enfoncement ou de fracture, on pouvait à volonté produire des mouvements dans les masses musculaires du côté opposé, en appuyant sur le point contus. L'explication qu'il en donne repose sur un principe d'hydrostatique ; il admet deux foyers sanguins, l'un entre la dure-mère et l'os, l'autre sous le péri-crâne ; une fissure osseuse permettait la communication entre les deux collections. La pression sur la collection externe se transmettait à la collection interne, d'où augmentation de la pression sur la région motrice sous-jacente.

La terminaison généralement favorable quand l'épanchement est léger et le cerveau intact, peut être rapidement fatale dans les cas graves, si l'on n'intervient promptement. C'est, d'après Jacobson, le seul moyen de sauver le patient. L'étude des statistiques est d'ailleurs des plus encourageantes. Nancrède rapporte 40 cas d'opérations, avec 24 succès et 16 morts. Bergmann au XIV⁰ congrès allemand, parle de 22 cas de trépan pour épanchement dû à une rupture de la méningée moyenne, avec 20 succès.

L'indication est donc très nette, il faut opérer s'il n'existe aucun signe de compression des nerfs de la base du crâne : dilatation et paresse pupillaire, pouls rapide par paralysie du pneumo-gastrique ; auquel cas, l'épanchement serait diffus ou très abondant.

Voici, d'après Jacobson, quelles sont les conditions les plus favorables :

Intervalle de lucidité très net ;

Pas de fracture apparente ;

Peu de contusion cérébrale ;

Cessation de la progression des symptômes.

Les accidents des hémorrhagies méningées étant brusques, on doit pour faire le diagnostic, éliminer l'ivresse, l'empoisonnement par l'opium, les comas diabétique et urémique.

<table>
<tr><td>D.</td><td></td><td>6</td></tr>
</table>

Ces diverses affections seront reconnues à leurs caractères spéciaux, haleine caractéristique, présence de sucre ou d'albumine dans les urines, commémoratifs, affection antérieure.

Lorsqu'on aura reconnu l'hémorrhagie, on devra se demander si elle est centrale ou périphérique. Si le malade est âgé, alcoolique, athéromateux, cardiaque, on se renfermera dans la première hypothèse. Au contraire, s'il y a eu traumatisme ou insolation, s'il y a des convulsions, des paralysies partielles de l'aphasie, on devra songer à une hémorrhagie périphérique.

Jacobson se demande s'il est possible de distinguer l'hémorrhagie simple de celle qui s'accompagne de lacération du cerveau. Le diagnostic est difficile, et l'erreur a été commise par Hutchinson.

On devra s'appuyer sur le siège du trauma au niveau de la méningée moyenne, et sur l'intervalle de lucidité. Lorsqu'il s'agit de lacération du cerveau, le traumatisme a été violent, et le malade présente les symptômes de la compression avant de s'être remis des accidents de commotion initiale. Donc, lorsque l'intervalle de lucidité manque, il y a grande chance pour que le cerveau soit contus.

IV. Exostoses et fragments osseux. — Les accidents de compression cérébrale, peuvent être dus à la présence d'exostoses à la face interne du crâne ; quelquefois il arrive qu'après un traumatisme insuffisant pour rompre la voûte crânienne, un *fragment de la table interne* se soit implanté dans le cerveau, et donne lieu à des symptômes d'excitation de la partie lésée ; on en trouvera plusieurs exemples à la fin de cet ouvrage. Le diagnostic, dans ce cas sera difficile, et il suffira d'avoir la notion d'une lésion irritative d'un centre déterminé pour être autorisé à intervenir.

La chirurgie exploratrice est trop en honneur à notre époque, pour qu'une telle entreprise soit blâmable. On ne ferait, d'ailleurs, en semblable occurrence, qu'imiter la conduite d'Horsley, et la pratique de chirurgiens expérimentés.

Les *exostoses* seront plus faciles à prévoir ; l'existence d'une syphilis antérieure, la constatation de tumeurs semblables sur la partie externe du crâne, sur les tibias ou les clavicules serviront à mettre sur la voie du diagnostic. Mais de même que les tumeurs à évolution très lentes, les exostoses pourront évoluer presque sans symptômes.

V. Plaques de méningo-encéphalite. — A côté des accidents inflammatoires infectieux produits par les traumatismes, il existe d'autres lésions plus chroniques, résultant de la compression permanente exercée par un enfoncement osseux, ou de l'évolution d'une dilacération cérébrale aboutissant à la production d'un tissu cicatriciel. Ces plaques de méningo-encéphalite ou de sclérose limitée, peuvent donner naissance à des accidents analogues à ceux que nous avons étudiés précédemment. On peut avoir des paralysies plus ou moins complètes, de l'aphasie, toute la série des accidents épileptiformes, des troubles intellectuels pouvant aboutir à la démence. Le diagnostic sera peut-être difficile quant à la nature de la lésion, il ne faut pas moins intervenir, comme l'ont fait avec succès Horsley, Demons, et nombre d'autres, dont nous relatons les observations.

Nous devons rapprocher de ces lésions, les cas de Horsley et de Lloyd, dans lesquels les symptômes cependant très nets, ne coïncidaient avec aucune lésion appréciable à l'œil nu. Avec une logique rigoureuse, ces auteurs firent l'ablation au bistouri du centre en question, et eurent le bonheur de voir guérir leurs malades. Dans ces circonstances, il existe généralement soit une cicatrice ancienne, soit des modifications de la substance cérébrale que le microscope seul peut révéler.

Voici l'examen microscopique, fait par le Dr Smith, des fragments corticaux enlevés par Deaver dans le cas de Hendric Lloyd (*International Journal of the med. sc.*, nov. 1888) :

« Les fragments sont des portions des centres corticaux de la face et du bras. Dans l'un, nombreux foyers d'infarctus, causés vraisemblablement par les froissements de l'opération.

Dans les autres, dégénérescence très nette des grandes cellules pyramidales multipolaires, avec des foyers d'hémorrhagie semblables aux premiers. Quelques grandes cellules sont saines ; les autres, en voie de dégénérescence graisseuse, renferment une foule de petits corps granuleux, analogues à des gouttelettes graisseuses ; plusieurs de ces corps se sont échappés de l'enveloppe cellulaire. Les cellules dégénérées ne se colorent pas par le procédé de Weiggert. »

Cette question de l'excision d'une portion de la substance cérébrale, est loin d'être admise par la majorité des auteurs. Elle a été agitée dans le troisième Congrès des médecins russes (janvier 1889). Snitzine, pense que la régénération peut se faire, et s'appuie sur les expériences de Brown-Séquard et de Flourens, concernant la moelle. Spijarny est d'un avis contraire, et s'autorise des assertions de Boushe et de Bergmann.

Horsley a nettement constaté que l'excision d'un fragment de substance cérébrale, sur un centimètre de profondeur, ne fait pas trou à la surface du cerveau, car en vertu de son élasticité, la substance du fond de l'excision vient presqu'immédiatement se mettre au niveau des bords.

Au point de vue du fonctionnement, l'excision n'entraîne pas une perte absolue de la fonction. Horsley a remarqué que la paralysie n'était que temporaire, et que la suppléance se faisait assez rapidement. La guérison définitive de la perte de substance se faisant par une cicatrice, Hendrie Lloyd, craint qu'elle ne reproduise bientôt les mêmes symptômes que précédemment. Pareil fait n'a pas encore été observé.

Avec ce dernier ordre de lésions, nous arrivons sur les confins de l'épilepsie essentielle. Malgré l'absence de lésions, la chirurgie a cru pouvoir faire rentrer cette affection dans son domaine, faisant un retour vers la chirurgie ancienne, qui trépanait couramment les malheureux atteints du mal sacré. Nous avons distrait cette catégorie de trépanations de notre sujet, parce qu'elle était absolument étrangère à la question des localisations ; nous dirons néanmoins quel but poursuivent les chirurgiens, en agissant ainsi. Pour les uns, il s'agit de libérer un cerveau à l'étroit dans un crâne mal conformé ; pour d'autres, l'ouverture crânienne servirait à évacuer un trop plein de liquide céphalo-rachidien, pour faire baisser la pression. Hoffman a résumé cette dernière théorie, par une comparaison saisissante, en disant que la trépanation est à l'épilepsie, ce que l'iridectomie est au glaucome. Les succès obtenus ne peuvent qu'engager à persévérer dans cette voie.

CHAPITRE VI

Cranio-topographie.

La cranio-topographie a pour but l'étude des rapports qui existent entre le crâne et le cerveau. Son importance est incontestable pour le chirurgien ; en effet, de quelle utilité serait la connaissance des régions où se trouvent les centres corticaux, si l'on ne savait déterminer le point précis du crâne qu'il faut trépaner pour les découvrir à coup sûr.

Depuis longtemps les auteurs se sont préoccupés d'établir ces rapports par des méthodes diverses, et avec une précision plus ou moins heureuse. En règle générale, il a paru suffisant de savoir déterminer le siège et la direction des scissures de Sylvius et de Rolando, puisque c'est autour d'elles que sont groupés les principaux centres.

Gratiolet, en 1857, fut le premier qui essaya d'établir une relation entre les circonvolutions et les scissures crâniennes ; ses appréciations manquent de précision, et sont presque oubliées aujourd'hui. Broca en 1861-1877-1878, imagina une méthode plus scientifique et arriva à des conclusions plus exactes. En 1868, parut une étude de Bischoff sur le même sujet ; puis vinrent les recherches plus précises encore de Heftler, en 1872. Citons les études de Turner, d'Édimbourg, en 1871 ; de Féré, en 1875, de la Foulhouze, en 1876, ce dernier s'occupait tout particulièrement des modifications de mensuration qui résultent de l'âge des sujets. La même année, Ecker faisait paraître sa monographie.

En 1876, également, Lucas-Championnière, s'inspirant des recherches de Broca, donnait plus de précision aux mensurations, et établissait définitivement le schéma si connu, et généralement adopté dans notre pays. Citons aussi la Revue critique du Dʳ Pozzi, dans les *Archives de Médecine* de 1877. La méthode anglaise de Robert-W. Reid fut créée en 1884, nous la décrirons plus loin avec quelques détails Un peu plus tard, en même temps qu'il s'occupait de la détermination des centres moteurs, Horsley donnait des indications nouvelles pour guider le trépan. Thane en 1888, donnait une méthode de mensuration relative, pour déterminer l'extrémité supérieure du sillon de Rolando, méthode pouvant convenir à tous les crânes.

La même année, Hare perfectionnait cette méthode, et indiquait la direction du sillon de Rolando, par la détermination de l'angle qu'il forme en avant avec la suture sagittale. Cunningham, publiait en même temps le résultat de ses expériences, et faisait don à l'Académie Royale de médecine Irlandaise, et à la Société anatomique de la Grande-Bretagne, d'une série de moules cérébraux intéressants à consulter.

En 1889, M. Dana, tout en faisant la critique des méthodes précédentes, fournissait de nouveaux moyens d'approximation.

Anderson faisait faire un grand pas à la cranio-topographie, en faisant remarquer que des mensurations absolues ne sauraient convenir à tous les crânes, et en fournissant une méthode nouvelle, où les chiffres sont exclus, et où les différentes mensurations se font par des proportions.

Les procédés employés par ces auteurs ont beaucoup varié, on peut cependant les classer sous trois chefs principaux.

a) Au début l'utilité chirurgicale de la cranio-topographie, paraissant moins évidente qu'aujourd'hui, on se bornait à déterminer les rapports des circonvolutions avec la boîte osseuse seule, et surtout avec les sutures qui unissent ses différentes parties. C'était un procédé presque purement anatomique. Broca, l'inventeur du procédé des fiches, pratiquait dans le crâne, au moyen d'une vrille, des trous par lesquels on introduisait dans le cerveau de petites chevilles en bois ou en métal.

La position de chaque fiche étant soigneusement déterminée à l'avance, on obtenait des résultats très exacts par rapport aux sutures. Malheureusement celles-ci n'étant pas perceptibles au toucher sur le vivant, ne pouvaient fournir un point de repère utile à l'opérateur.

b) Dans le second groupe, les diverses parties du cerveau

étaient mises à nu, par l'ablation de leur enveloppe osseuse; l'organe étant dans quelques cas préparé pour l'expérience, soit par l'injection des vaisseaux (Heftler), soit par la congélation (Féré).

Ainsi Turner, avait enlevé des portions de frontal, de pariétal, de temporal, contenant chacune, une circonvolution, ou une portion de circonvolution déterminée.

Heftler préparait des moules de différentes portions de la tête, et ensuite le moule de la partie correspondante du cerveau.

Cunningham, avait inventé un procédé qui permettait au cerveau mis à découvert, de rester plus de 30 heures inaltéré; aussi, a-t-il pu fabriquer de nombreux moulages très estimés en Angleterre. Il ne laissait qu'une étroite bande osseuse le long des sutures, ou le long de lignes arbitraires, mais soigneusement déterminées, et pouvait mettre ainsi à nu des circonvolutions dont il avait les rapports exacts.

c) Le troisième groupe, le plus chirurgical, consiste à prendre comme point de repère, des saillies ou des dépressions, facilement reconnaissables à travers le cuir chevelu; de là par un système de lignes faciles à tracer, et de mensurations basées sur les expériences précédentes, on arrivait, sur le vivant, à délimiter nettement les sillons cherchés.

Les mensurations employées sont de deux sortes: les unes sont *absolues*, et à l'aide de chiffres précis fixent les différents points le long des lignes. Il est évident, à priori, qu'elles ne sauraient convenir à tous les sujets, aussi voyons-nous Terrillon, opérant sur un jeune sujet, être obligé de diminuer la longueur des lignes de Championnière. Voir l'observation que nous citons plus loin.

Les autres sont *relatives*, et ont la prétention de s'accommoder à tous les cas. Tel est le procédé de Hare pour déterminer l'extrémité supérieure du sillon de Rolando. La méthode d'Anderson, tout entière est basée sur le principe des mensurations relatives. D'après l'auteur, cette méthode dispenserait de tenir compte des modifications crâniennes dues à l'âge, au sexe, aux races, etc.

Quelles qu'elles soient, ces différentes méthodes nécessitent l'emploi d'instruments divers; pour les unes, il suffit d'avoir un mètre flexible, et un crayon d'aniline ; d'autres, au contraire, exigent des instruments plus compliqués, tels que le cyrtomètre de Wilson, le plan auriculo-bregmatique de Broca, ou l'équerre flexible du même auteur.

Points de repère. — Ils sont très nombreux, mais n'ont pas tous la même valeur.

Autrefois, on se basait volontiers sur les *sutures* : sagittale, lambdoïde, coronale (à laquelle on attachait grande importance, parce qu'on pensait qu'elle correspondait exactement au sillon de Rolando), squameuse, pariéto-sphénoïdale. Les sutures ont perdu leur importance comme points de repère excepté la sagittale qui est si facile à reconnaître.

On s'est également servi des points qui servent en antrhopologie à désigner le lieu de réunion de diverses sutures, tels que le bregma, le lambda, l'inion, l'astérion, le ptérior, le stéphanion. La plupart de ces points ne sont pas appréciables sur le vivant. Les seuls qui ne soient pas exclus des méthodes modernes sont le *bregma*, point de réunion des sutures sagittales, et médio-frontale, le *lambda*, point où se réunissent sur la ligne médiane, les sutures qui existent entre l'occipital et les pariétaux. L'*inion*, ou protubérance occipitale externe a aussi une certaine importance. Nous supposons les autres points connus.

Les véritables points de repère sont ceux qui, moins susceptibles de varier de forme, sont parfaitement appréciables sur le vivant. Ce sont, la protubérance occipitale externe, la glabelle, l'apophyse mastoïde, l'apophyse orbitaire externe, l'éminence pariétale, la crête temporale, la ligne courbe occipitale supérieure. Le méat auriculaire a servi également de point de repère.

Causes d'erreur. — Les diverses méthodes que nous pouvons apprécier, sont établies d'après la conformation moyenne du crâne, aussi est-il facile de prévoir qu'elles seront plus ou moins défectueuses en présence des variations que peut subir cet organe avec l'âge, le sexe, la race, les individus, certaines conditions pathologiques.

Anthropologiquement, les crânes sont classés suivant trois types différents.

Les brachycéphales, ou crânes courts, dont le diamètre antéro-postérieur, est au diamètre transverse comme 100 est à 80 et même davantage.

Les dolichocéphales, ou crânes allongés, dont le rapport du diamètre antéro-postérieur, au diamètre transverse est égal à 100/75 ou moins.

On a ajouté aux deux types de Retzius, un troisième qui leur est intermédiaire, le type mésaticéphale. On comprend que les mêmes mensurations ne peuvent convenir à ces différents types.

Dans l'*enfance*, les protubérances et les crêtes sont bien moins marquées ; les modifications les plus considérables s'accomplissent dans les premières années, jusqu'à 14 ans. Après 17 le type se rapproche beaucoup de celui de l'adulte.

Broca a bien indiqué les différences que l'on remarque selon les *sexes*; il est vrai que certaines femmes ont le type masculin et vice versâ. Cependant, les crêtes et protubérances sont habituellement moins marquées chez la femme, surtout la glabelle et l'inion, la dépression sus-glabellaire n'existe pas. Les orbites sont plus rétrécies, les régions frontales plus étroites. Le crâne est plus large en arrière. En règle général, il est de volume moindre que chez l'homme.

Les différentes *races* offrent des particularités remarquables que nous ne pouvons étudier ici. Mentionnons seulement que les Anglais, les Scandinaves, les Nègres, les Arabes, les Chinois, appartiennent au type dolichocéphale. Les Allemands, les Russes, les Turcs, sont brachycéphales. Le type mésaticéphale se rencontre surtout en Amérique, en France, en Hollande. La déformation des Toulousains, étudiée par Broca, est importante, puisque chez eux, la distance qui sépare le bregma de l'extrémité supérieure du sillon de Rolando est augmentée.

Chez les *idiots*, on admet que l'arc frontal, qui coïncide avec le développement des lobes antérieurs, est moindre. Lombroso décrit même des conditions spéciales qui ne sont pas communément adoptées.

Au lieu d'énumérer les nombreux procédés de cranio-topographie, ce qui serait inutile et fastidieux, nous allons maintenant indiquer comment on peut, d'après les divers auteurs, déterminer les points de repère habituels ; c'est-à-dire la scissure de Sylvius, le sillon de Rolando, et la scissure perpendiculaire externe.

1° — SILLON DE ROLANDO

Il est notablement en arrière de la suture coronale.

I. Extrémité supérieure. — Elle se trouve :

Turner. A deux pouces en arrière de la suture coronale.

Féré. A 15 millim. en arrière du bregma.

Les sujets examinés étaient des femmes âgées de plus de 60 ans, du service de Charcot.

Broca. 48 à 53 mill. en arrière du bregma. Cet auteur détermine le bregma de la façon suivante :

Il emploie une équerre flexible en forme de T.

La tige de bois qui est à l'union des deux branches est placée dans le conduit auditif, et la tige horizontale vient s'appuyer sous le nez. Dans cette position, la tige verticale appuyée sur la paroi crânienne, coupe la ligne médiane, exactement au bregma.

Silvestrini. Partie postérieure du bregma.

Championnière. A 55 mill. en arrière du bregma, qu'il détermine de la même façon que Broca.

Heftler. A 18 mill. en arrière du bregma, chez les Russes.

Echer. A 38 mill. en arrière du bregma, chez les Allemands.

Reid. A l'extrémité supérieure d'une perpendiculaire élevée au niveau du bord postérieur de l'apophyse mastoïde sur la ligne basale. (Nous verrons plus loin ce qu'est cette dernière ligne.)

Merkel. A l'extrémité supérieure d'une perpendiculaire, élevée au niveau du bord postérieur de l'apophyse mastoïde, sur une ligne qui continuerait la direction de l'arcade zygomatique.

Seguin. A l'extrémité supérieure d'une perpendiculaire élevée au niveau de la partie postérieure de l'apophyse mastoïde, sur une ligne basale qui joindrait la pointe des dents de la mâchoire supérieure, à l'extrémité de l'apophyse mastoïde.

Thane et Godlee. A un demi-pouce en arrière du milieu de la ligne qui joint la racine du nez à la protubérance occipitale externe.

Hare. A 55,7 pour 100 de la distance qui sépare la glabelle de la protubérance occipitale externe.

Dana. Au même point que Hare.

Anderson, à 3/8ᵉ de pouce en arrière du milieu de la ligne qui joint la glabelle à la protubérance occipitale externe.

II. — L'extrémité inférieure se trouve :

Féré. Au niveau de la crête sourcilière, à 2 cent. 1/2 ou 3 cent. en arrière de l'extrémité inférieure de la suture coronale, qui elle-même est à 15 ou 20 millim. en arrière de l'apophyse angulaire externe.

Broca. En arrière du centre du langage articulé qu'il découvre par le moyen suivant : tracer une horizontale en arrière de l'apophyse orbitaire externe, mesurer 5 cent. sur cette ligne ; élever une perpendiculaire de 2 cent.

Championnière. — Tracer une horizontale en arrière de l'apophyse orbitaire externe, au niveau du point où elle se recourbe pour former la crête temporale ; mesurer 7 cent. sur cette ligne, et au point ainsi déterminé, élever une perpendiculaire de 3 cent.

Turner. A 1 pouce 1/2 en arrière de l'extrémité inférieure de la suture coronale.

Heftler. A 28 millim. en arrière de la suture coronale.

Ecker. A 17 millim. en arrière de la même suture.

Silvestrini. Milieu de la ligne qui joint le conduit auditif à la suture fronto-zygomatique.

Thane et Godlee. A 1 pouce en arrière de la bifurcation de la scissure de Sylvius (voir ci-dessous).

Reid. Point où une perpendiculaire élevée sur la ligne basale, au niveau de la dépression préauriculaire, coupe la ligne oblique (voir plus loin).

Merkel. Sur le trajet d'une ligne perpendiculaire à l'arcade zygomatique et passant par l'articulation temporo-maxillaire.

Seguin. Sur le trajet d'une ligne perpendiculaire au plan alvéolo-condylaire, et passant par le méat auriculaire. Cette ligne arrive en haut, au bregma. Ligne auriculo-bregmatique.

Anderson. Sur la ligne oblique, à 3/8° de pouce en avant du point squameux. (Ce point est situé à la jonction de la ligne oblique et de la ligne frontale (voir plus loin).

Dana. Au point de jonction des deux lignes suivantes : 1° ligne auriculo-bregmatique; 2° ligne qui joint l'astérion au stéphanion.

III. Direction du sillon de Rolando. — *Giacomini*.

Chercher le point qui correspond au plus grand diamètre transverse de la tête ; abaisser de là une perpendiculaire sur la ligne sagittale. On aura une ligne qui en son milieu, coupera la scissure de Rolando en deux parties égales. Par ce milieu, abaisser sur la ligne sagittale une ligne qui fasse avec cette dernière, un angle de 55 à 65° ouvert en avant, et on aura la direction cherchée.

Hare. De l'extrémité supérieure du sillon de Rolando, tracer une ligne se dirigeant en bas et en avant, et qui fasse avec la ligne sagittale un angle de 60 à 73°, en moyenne 67°.

2° — SCISSURE DE SYLVIUS

I. Origine. — *Broca*. Juste au-dessous de la suture squameuse.

Féré. A 22 ou 25 mill. en avant de la ligne auriculo-bregmatique, sur un plan horizontal passant par l'apophyse orbitaire, et parallèle au plan alvéolo-condylien.

Pozzi. A 5 mill. en arrière du ptérion.

L. Championnière. A 3 cent. en arrière de l'apophyse orbitaire externe, et à 5 cent. au-dessus de l'arcade zygomatique.

Turner. En arrière du bord postérieur de la petite aile du sphénoïde.

Reid. A 1 pouce 1/4 en arrière de l'apophyse angulaire externe.

Hare. Sur la ligne qui joint la protubérance occipitale externe, à l'apophyse angulaire externe, et à 1 pouce 1/8° en arrière de cette apophyse.

Dana. Abaisser une verticale du stéphanion sur le milieu du zygoma; mener une horizontale de l'apophyse angulaire externe, à la partie la plus élevée de la suture squameuse, et la continuer à la région pariétale.

Le point de jonction est le début de la scissure. La ligne horizontale en indique la direction.

Anderson. Sur la ligne oblique, aux 5 douzièmes de la distance qui sépare le point angulaire du point squameux (voir la fig.).

II. Point de bifurcation. — *Heffler*. 13 millim. en arrière de la suture coronale, vis-à-vis la suture sphéno-squameuse.

Ecker. Correspond à la suture coronale, ou à quelques millim. en arrière.

Thane et Godlee (Quain's Anatomy). A. 1 pouce 1/4 en arrière et à 1/4 de pouce au-dessus de l'apophyse angulaire externe.

Reid. A 2 pouces en arrière, et un peu au-dessus de l'apophyse angulaire.

Merkel. Sur une perpendiculaire élevée au milieu de l'arcade zygomatique, et à 4 centim. 1/2 ou 5 cent. de distance.

Hare. La petite branche de la sylvienne correspond à la suture sphéno-squameuse; mais il ne donne pas son point d'origine.

Horsley. A 1 ou 2 millim. en avant de la suture sphéno-squameuse, à mi-chemin entre le stéphanion et le zygoma.

Anderson. Sur la ligne oblique, au 7/12e de la distance qui sépare le point angulaire du point squameux.

III. Direction de la branche postérieure. — *Reid*. De son point d'origine, la scissure se dirige vers un point situé à 3/4 de pouce au-dessous du centre de l'éminence pariétale.

Seguin. Suivant une ligne qui va de l'apophyse angulaire externe, à la pointe du lambda.

Hare. De son point d'origine, la ligne se dirige vers le point culminant de l'éminence pariétale.

Horsley. Commence à mi-chemin entre le stéphanion et le zygoma, se dirige vers la suture squamo-pariétale, et va jusqu'à l'éminence pariétale. La suture squamo-pariétale se trouve à la jonction du tiers moyen et du tiers supérieur d'une ligne qui joindrait la crête temporale au zygoma, c'est-à-dire en avant de l'articulation temporo-maxillaire.

Anderson. Ligne oblique qui, partie de l'apophyse angulaire, coupe la ligne frontale, à l'union de son tiers moyen et de son tiers inférieur.

3° — SCISSURE PARIÉTO-OCCIPITALE EXTERNE

Broca. Elle commence au niveau du lambda, ou observe des variations de 1 ou 4 millim. en avant ou en arrière.

Féré. Sur 62 cas, commence 39 fois sous le lambda, et 24 fois à 1 ou 4 millim. en avant.

Turner. A 0,7 pouces, en avant du lambda.

Ecker. A quelques millim. en avant.

De la Foulhouze. De 5 à 20 millim. en avant.

Heftler. Au sommet de la suture lambdoïde.

Hare. De 1 pouce 1/2 à 2 pouces 1/4 en arrière de l'extrémité supérieure de la scissure de Rolando ; c'est-à-dire à 5/8° de pouce en avant du lambda.

Thane et Godlee. Au sommet de la suture lambdoïde, à 2 ou 3 pouces de la protubérance occipitale externe.

Reid. Extrémité postérieure de la ligne qui continue la scissure de Sylvius.

Merkel. Au-dessous ou à quelques millim. en arrière du lambda ; à 6 cent. de la protubérance occipitale externe.

Horsley, à 2 ou 3 millim. en avant de la pointe du lambda.

Dana. A 3 millim. en avant du lambda, élever sur la ligne médiane antéro-postérieure, une perpendiculaire de 2 cent. 1/4. Pour trouver le lambda, prendre les 22,8/100° de l'arc naso-occipital, à partir de l'inion. Ce dernier point est à 7 cent. 4 du lambda.

Anderson. Prendre les 7 douzièmes de l'espace qui sépare le point médio-sagittal de l'inion.

Variations chez l'enfant (de la Foulhouze, Dana).

L'extrémité supérieure du sillon de Rolando, jusqu'à trois ans est de 30 à 35 millim. en arrière du bregma. A trois ans elle est à 42 millim. en arrière; puis rapidement, on obtient les mêmes chiffres que chez l'adulte.

La direction du sillon est plus verticale chez l'enfant.

L'extrémité inférieure est plus élevée que chez l'adulte.

La scissure de Sylvius qui passe au niveau de la partie la plus élevée de la suture squameuse, se dirige vers la bosse pariétale qui est plus basse que chez l'homme. Sa direction jusqu'à l'âge de 3 ans est donc plus oblique.

La scissure pariéto-occipitale externe, serait de 20 à 30 mill., en avant du lambda (de la Foulhouze).

Toutes ces lignes sont plus ou moins exactement déterminées; les différentes méthodes ne permettant pas toutes l'appréciation facile sur le vivant des divers points de repère. Aussi allons-nous donner quelques détails, seulement sur celles qui sont les plus connues, ou qui nous semblent les plus exactes.

a) **Procédé de Championnière**. (Fig. 3.) — Ce procédé

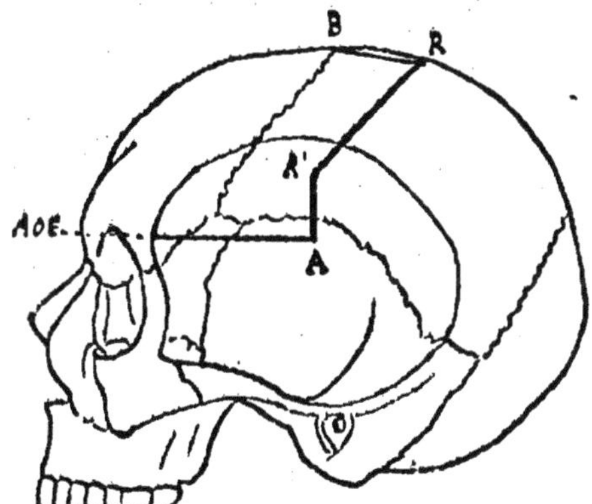

FIG. 3. — *Méthode de cranio-topographie* (d'après LUCASCHAMPIONNIÈRE).

Tracé de la ligne rolandique, RR'. — B, bregma. — A, point de repère à 7 cent. en arrière de AOE, apophyse orbitaire externe.

presqu'universellement adopté dans notre pays est d'un emploi facile, mais il exige l'usage d'un instrument.

Après avoir déterminé le bregma au moyen de l'équerre flexible de Broca, Championnière marque un point situé à 57 mill., en arrière. C'est l'extrémité supérieure du sillon de Rolando ; la détermination de l'extrémité inférieure se fait de la façon suivante : de l'apophyse orbitaire externe, au niveau du point où l'os se recourbe pour former la crête temporale, il trace une ligne horizontale de 7 cent. de longueur. A l'extrémité de cette ligne, il élève une perpendiculaire de 3 cent. de haut. L'extrémité de cette dernière ligne, détermine le point cherché. Il suffit pour avoir la direction du sillon de réunir les 2 points supérieur et inférieur.

b) **Procédé de Reid.** (Fig. 4.) — Celui-ci est couramment

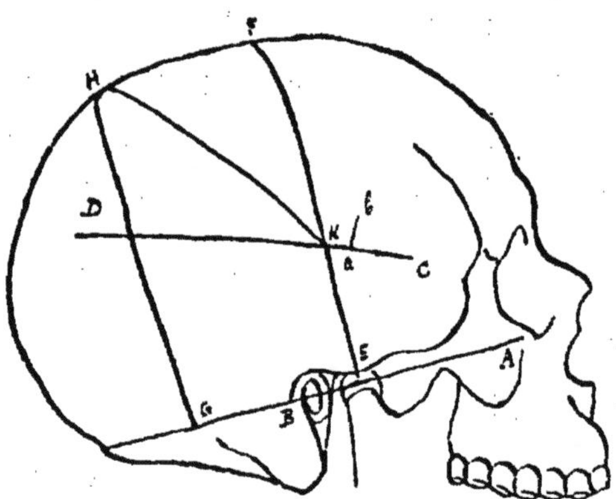

FIG. 4. — Schéma. *Procédé de Reid.*

A B, ligne basale. — C D, ligne oblique. — EF, 1re perpendiculaire au niveau de la dépression préauriculaire. — G H, 2e perpendiculaire, partie postérieure de l'apophyse mastoïde. -- K H, sillon de Rolando.

en usage de l'autre côté de la Manche ; il est un peu plus compliqué que le précédent. Reid trace d'abord une ligne qui joint le bord inférieur de l'orbite au centre du méat auriculaire ; c'est la ligne basale A B. Une deuxième ligne qui indiquera la direction de la scissure de Sylvius, part d'un point G situé à 1 pouce et quart en arrière de l'apophyse orbitaire externe, pour aboutir à 3/4 de pouce au-dessous du point le plus proéminent de l'éminence pariétale D, prolongée jusqu'à la partie médiane elle tracera en arrière la scissure pariéto-occipitale externe, c'est la ligne oblique. En allant d'avant en arrière, le premier quart formera la partie principale de la scissure, le reste représentera la branche postérieure. La petite branche de la scissure (ab) prendra son origine après le premier quart, c'est-à-dire à deux pouces de l'apophyse orbitaire externe ; de là elle se dirigera perpendiculairement sur une longueur de un pouce.

Deux nouvelles lignes sont nécessaires pour délimiter le sillon de Rolando ; elles sont perpendiculaires à la ligne basale.

L'une part de la dépression préauriculaire ; l'autre du bord postérieur de l'apophyse mastoïde (lignes EF et GH). L'extrémité supérieure de la ligne rolandique sera au point H. L'extrémité inférieure du sillon sera indiquée par la jonction au point K de la première perpendiculaire, et de la ligne oblique. Il sera facile ensuite, d'indiquer la situation des divers centres dans le voisinage.

c) **Procédé de Hare.** — Ici, les mesures relatives entrent en jeu, et la direction du sillon de Rolando, est indiquée par l'ouverture de l'angle qu'il forme avec la ligne médiane.

Après une série de mensurations, Hare a trouvé que l'extrémité supérieure de la ligne rolandique était située à 55,7 pour cent de la distance qui sépare la glabelle de l'inion. L'ouverture de l'angle est en moyenne de 67°.

D'après ces données, au moyen du cyrtomètre de Wilson (1), il détermine la position de l'extrémité supérieure du sillon de Rolando, et trace une ligne suivant la direction de la 3ᵉ tige oblique à 67°.

C'est le sillon de Rolando dont la longueur est de 8 cent. 5 en moyenne. Dana et Horsley font remarquer que le 1/3 inférieur du sillon est plus vertical que la première partie et forme avec elle un coude assez prononcé.

(1) Le cyrtomètre est composé d'une 1ʳᵉ tige métallique, flexible, destinée à entourer la tête au niveau de la glabelle et de l'inion ; une 2ᵉ tige insérée à angle droit sur la première, doit s'appliquer sur la ligne sagittale, elle porte au niveau du point qui correspond au 55,7 pour 100 de la distance à mesurer, une troisième tige pouvant glisser au moyen d'un curseur formant avec elle un angle de 67° ouvert en avant.

D.   7

La détermination de la scissure de Sylvius se fait de la manière qui suit : Hare trace une ligne horizontale, qui joint par le plus court chemin l'apophyse orbitaire externe, et la protubérance occipitale. Cette ligne passe environ à un demi-pouce au-dessus du conduit auditif, point d'élection pour la trépanation des abcès cérébraux consécutifs aux affections de l'oreille moyenne.

Il suffit, à partir de l'apophyse orbitaire, de mesurer sur cette ligne une distance de 1 pouce et 1/4 pour avoir le point d'origine de la scissure de Sylvius. Pour en tracer la direction, il suffit alors de joindre ce point à la partie la plus proéminente de l'éminence pariétale.

d) **Procédé d'Anderson et Makins.** (Fig. 5). — Tracer d'abord la ligne frontale AMS, qui joint la dépression préauriculaire A et le point médio-sagittal MS qui est à mi-chemin de la glabelle et de la protubérance occipitale externe.

Déterminer le point squameux S, qui est à l'union du 1/3 inférieur et du 1/3 moyen de la ligne frontale.

Tracer ensuite la ligne oblique Ag P, qui joint l'apophyse angulaire externe Ag au point squameux. C'est la direction de la scissure de Sylvius. L'origine de cette scissure est en a, situé aux $5/12^e$ de la distance qui sépare l'apophyse du point squameux. La bifurcation de la scissure est en b, située aux $7/12^e$ de la même distance. La terminaison de la scissure est au point P de la ligne prolongée, point dont la distance SP est égale à CS.

L'extrémité supérieure du sillon de Rolando est en d à $3/8^e$ de pouce en arrière du point médio-sagittal.

L'extrémité inférieure, est en c, situé sur la ligne oblique et dont la distance CS est égale à MSd.

Il est facile de construire la ligne de Rolando, représentée en pointillé sur la figure.

Appréciation des méthodes. — Nous n'avons pas fait de recherches, nous permettant de contrôler les différents procédés que nous avons indiqués. Cependant sans vouloir nier qu'ils aient pu rendre d'importants services, et faire découvrir avec précision les lésions cherchées, nous permettrons-nous quelques remarques à leur sujet.

Le procédé de Championnière n'employant que des mensurations absolues, ne tient aucun compte des différentes variétés de crânes, et ne peut s'appliquer aux enfants. Nous savons que le cas échéant, Terrillon a dû adopter des chiffres plus réduits.

Le tracé des lignes, a également quelque chose de défectueux. La ligne horizontale qui part de l'apophyse orbitaire, aura une direction différente selon l'attitude du patient : si la tête est fortement inclinée en avant, la ligne se dirigera vers le conduit auditif, et même au-dessous ; si au contraire la tête est renversée en arrière, ou si le malade est dans le décubitus, et c'est généralement dans cette position que les lignes sont tracées, la ligne horizontale viendra se terminer vers le bregma, à moins qu'elle ne soit pas horizontale, suivant le sens strict du mot.

Comme on le voit on peut s'exposer à de grossières erreurs, si la mensuration n'est pas faite la tête étant dans la rectitude parfaite. Il n'en est pas moins vrai qu'entre des mains expérimentées, le procédé donne des résultats très satisfaisants.

Le procédé de Reid est un peu compliqué, outre qu'il est difficile d'élever des perpendiculaires sur une surface courbe comme celle du crâne, nous considérons l'éminence pariétale comme un point de repère un peu vague, et sur lequel il est plus facile d'errer, que lorsqu'on s'adresse à une petite apophyse très appréciable à la palpation.

Les Anglais tiennent ce procédé en haute estime.

Nous pouvons faire la même remarque concernant l'éminence pariétale à propos de la méthode de Hare. De plus, nombre d'auteurs critiquent la valeur de l'angle qui sert à déterminer la ligne rolandique. L'auteur a lui-même remarqué des différences de 13° sur divers sujets. Il est facile de voir que dans ces circonstances, l'extrémité inférieure de la scissure puisse être marquée à un point assez éloigné de sa place réelle.

Le moyen de détermination de l'extrémité supérieure du sillon de Rolando est excellent, et a été adopté par Horsley, Dana, etc.

La méthode dans son ensemble est d'une application facile.

Le procédé d'Anderson, utilise des points de repères faciles à déterminer, et emploie plus que les autres les mensurations relatives. Son auteur prétend qu'il peut s'adapter à toutes les

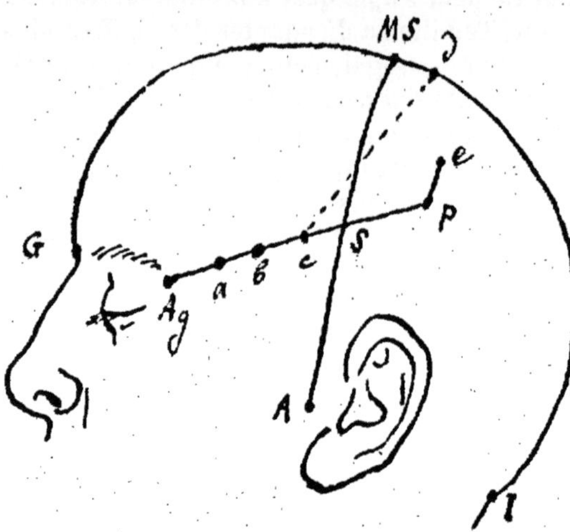

FIG. 5. — *Méthode de cranio-topographie* (d'après ANDERSON et MAKINS).

A, point auriculaire. — G, glabelle. — I, Inion. — M S, point médio-sagittal, milieu entre G I. — Ag, point angulaire. — P, point pariétal. — A M S, ligne frontale. — S, point squameux, à l'union du 1/3 inférieur et du 1/3 moyen de la ligne frontale. — Ag P, ligne oblique. Scissure de Sylvius. — a, origine de la scissure. — b, bifurcation de la scissure. — c, extrémité inférieure du sillon de Rolando. — d, extrémité supérieure. — e, extrémité de la scissure de Sylvius.

variétés de conformation crânienne, Nous ne pouvons en discuter la valeur, mais il nous semble très séduisant.

CHAPITRE VII

Traitement.

Bien que le traitement des affections intra-crâniennes susceptibles d'amener des symptômes de compression, soit presque
purement chirurgical, nous n'en devons pas moins mentionner
certaines précautions susceptibles d'en empêcher le développement, et diverses médications préconisées surtout par les
adversaires du traitement chirurgical.

Les précautions dont nous voulons parler sont surtout relatives aux abcès. Ceux-ci, d'après Macewen, n'étant que le résultat d'une absorption septique, il est absolument recommandé
dans les cas de traumatismes, de laver et de désinfecter les
plaies : les corps étrangers tels que la boue, les fragments de
pierre, devront soigneusement être enlevés, la plaie sera régu-
larisée et réunie par première intention, car même au cuir chevelu, quoiqu'on en ait dit, l'antisepsie ne perd pas ses droits, et
nous donne les mêmes garanties de succès. Horsley partage
l'avis de Macewen et met sur le compte de la septicité tous les
accidents inflammatoires consécutifs au traumatisme. Celui-là
donc serait coupable qui aurait négligé les pratiques antiseptique actuelles.

On devra dans les écoulements chroniques de l'oreille, songer à la possibilité de complications dues le plus souvent à la
rétention purulente ; il sera nécessaire d'assurer la perméabi-
lité du conduit externe, soit en le débarrassant des produits
concrétés qui pourraient s'y accumuler, soit en extirpant les
bourgeons polypeux qu'on y trouve si fréquemment.

Si le malade est un syphilitique, il sera toujours bon de le
soumettre pendant un mois au moins à un traitement par les
frictions mercurielles, et l'iodure à haute dose.

Quelques auteurs ont également rapporté des succès dus à l'emploi des bromures. Maurice Perrin, dans un des derniers Congrès de chirurgie, a produit plusieurs observations d'épilepsie traumatique, considérablement améliorée sinon guérie par cette méthode. Le cas de Brown-Séquard fils est assez connu ; pendant un voyage en Amérique, il fut pris d'accidents épileptiformes pour lesquels on proposa la trépanation qui fut énergiquement refusée. Traité plus tard médicalement, il recouvra complètement la santé. Notons également les tentatives de Féré pour guérir l'épilepsie au moyen des pointes de feu.

Nous conseillons l'emploi de ces moyens, mais sans y insister beaucoup ; si l'amélioration ne se montre pas assez rapidement, il faudra avoir recours à des procédés plus énergiques.

TRAITEMENT CHIRURGICAL

A. Indications opératoires. — Pour être en droit de proposer la trépanation, il faut réunir deux conditions essentielles : 1° un diagnostic exact ; 2° une antisepsie parfaite.

La question du diagnostic est très importante ; on devra non seulement être sûr qu'il s'agit d'une lésion cérébrale, mais encore il faudra diagnostiquer son siège précis. L'existence de symptômes diffus seuls, est une contre-indication. Les symptômes de localisation qui ont le plus de valeur, devront donc être recherchés avec soin dans l'ordre suivant : symptômes de paralysie, symptômes de convulsions, symptômes sensoriels. Les signes locaux, comme la douleur localisée, la sensibilité à la pression, lorsqu'ils existent seuls, ne sauraient être suffisants pour autoriser l'opération. Ils n'ont une certaine valeur que lorsqu'ils concordent avec les signes de localisation proprement dits.

Nous n'avons pas besoin d'insister sur la nécessité d'une antisepsie rigoureuse. Ici moins que partout ailleurs, on ne doit en enfreindre les lois.

La gravité de l'état général ne s'oppose pas à l'intervention ; nous rapportons plusieurs cas de succès, alors que la situation paraissait absolument désespérée. Nous ne pensons pas que

cette manière d'agir puisse être blâmée par les adversaires de
la méthode eux-mêmes.

A ce propos, nous voulons réfuter une objection. Tout derniè-
rement, il nous a été particulièrement pénible d'entendre un
personnage distingué, étranger à la chirurgie, il faut bien
le dire, traiter de chirurgie à l'américaine, l'intervention dont
nous essayons de poser les indications. Il est malheureusement
vrai, et l'on peut s'en convaincre par la source de nos observations, que nous nous sommes laissé devancer dans cette voie,
par nos voisins d'Outre-Mer. Est-ce une raison de les taxer de
témérité ? Ne suivent-ils pas une logique rigoureuse ? N'ont-
ils pas pour se justifier et les résultats et les théories ?

Les statistiques, prétend-on, disent toujours ce qu'on veut
leur faire dire. J'admets que l'on cache quelque peu les échecs
pour ne mettre en avant que les succès. Mais il n'en est pas
moins vrai que les succès existent. Et si nous apportons un
certain nombre de cas heureusement guéris par l'opération, il
nous serait impossible de trouver un nombre égal de guérisons
dues aux seuls efforts de la nature. Les résultats heureux sont
donc d'autant moins contestables qu'ils proviennent d'affections
conduisant presque fatalement à la mort.

Les indications varient avec la nature de l'affection.

1° *Abcès.* — L'adage qui veut que le pus soit évacué en quelque
endroit qu'il se trouve, conserve sa valeur pour les abcès cérébraux. En effet, la collection purulente intra-cérébrale ne se
résorbe jamais, elle peut évoluer plus ou moins vite, parfois
rester à l'état chronique pendant des années, mais il est absolument exceptionnel qu'elle possède une enveloppe suffisante
pour limiter son extension. Tôt ou tard, le pus fait irruption
dans les ventricules, ou se déverse dans les méninges, provoquant des accidents aigus et rapidement mortels.

Bergmann défend d'opérer dans les abcès diffus, qui s'accompagnent toujours d'encéphalite plus ou moins étendue, et qui
sont moins susceptibles de se terminer par la guérison. Excepté
ce cas, qui d'ailleurs est controversé, on doit toujours traiter
chirurgicalement les abcès chroniques.

2° *Hémorrhagie.* — Les petites collections sanguines, n'amenant que des symptômes légers et non progressifs, peuvent se
résorber.

Ce sont là, malheureusement, des cas très rares, et il est exceptionnel que la source sanguine se tarisse aussi facilement.

De même, quand l'épanchement est très abondant, quand le liquide diffuse vers la base comprimant les nerfs crâniens et bulbaires, le chirurgien est appelé presque toujours trop tard pour intervenir. Jacobson prétend même que dans ces circonstances, on doit prudemment s'abstenir, car il existe à coup sûr des fractures étendues, et une attrition profonde de la substance cérébrale.

Les cas moyens sont heureusement plus fréquents, et il suffit de parcourir nos observations pour se rendre compte des succès obtenus.

3° *Tumeurs.* — Bergmann a bien montré que peu de tumeurs étaient accessibles au chirurgien. D'abord, il admet que la syphilis doit être traitée par les moyens médicaux seuls ; les tumeurs tuberculeuses, les plus fréquentes, ne seraient pas justiciables de l'opération pour de nombreuses raisons ; elles sont difficiles à extirper (?), elles récidivent fréquemment, sont plus susceptibles que les autres de donner lieu à des accidents de méningite, et enfin parce qu'elles accompagnent fréquemment la tuberculose des autres organes. D'après le même auteur, les tumeurs infiltrées doivent être respectées. Aussi en dépouillant la statistique de Hale White (ainsi composée : sur 100 tumeurs du cerveau, 15 tuberculeuses, 36 sarcomateuses ou gliomateuses, 5 carcinomateuses, 4 kystes, 1 lymphome, 1 myxome, 5 gommes, 3 indéterminées), trouve-t-il seulement 9 tumeurs opérables, soit pour les motifs indiqués ci-dessus, soit à cause du siège inaccessible de la tumeur. Il va même plus loin, et prétend que le diagnostic dans ces 9 cas, n'aurait pu être fait.

Il n'en est pas moins vrai, que le clinicien, ne tenant compte que des tumeurs des zones à localisation, les autres seront pour lui comme n'existant pas, et rentreront dans les premières catégories cliniques de tumeurs que nous avons établies. Il était d'ailleurs facile de prévoir, étant donnés les symptômes insuffisants d'un grand nombre de tumeurs, et les conditions de l'opération qui exigent une localisation précise, il était, dis-je, facile de prévoir qu'un grand nombre échapperait à l'opérateur. Mais il reste les tumeurs des régions motrices et de certaines autres

régions, qui parce qu'elles sont corticales, et peuvent être localisées, sont par-là même susceptibles d'être enlevées avec
succès.

4° Les *exostoses* seront enlevées avec d'autant moins de danger, qu'il n'est pas nécessaire, la plupart du temps, d'inciser
les membranes d'enveloppe.

5° Les *plaques de méningo-encéphalite*, les cicatrices anciennes, les adhérences des membranes, les parties qui sont le
siège d'une irritation clinique, mais qui paraissent saines à l'œil
nu, sont beaucoup plus discutées.

On a reproché à l'excision de produire des paralysies permanentes, à la place des accès intermittents qui existaient auparavant. On s'est aussi demandé, si la partie excisée, ne donnerait
pas une cicatrice capable de reproduire plus tard les convulsions qu'on avait cru guérir définitivement.

La première objection semble mal fondée; d'une part les
expériences de physiologie ne donnent pas ce résultat quand
l'opération a porté sur un seul hémisphère; il se produit une
suppléance sur le mécanisme de laquelle nous n'avons pas à
insister. Et même en admettant la possibilité de cet accident,
la paralysie des doigts ou d'un poignet ne serait-elle pas préférable à des accès répétés, subintrants, rendant l'existence
intolérable et pouvant amener un dénouement fatal?

La deuxième objection est plus sérieuse, et si les craintes
qu'elle prévoit se réalisaient, on n'aurait fait que tourner dans
un cercle vicieux, tout en exposant le malade aux risques d'une
intervention, toute bénigne qu'elle soit.

Nous ne pouvons à cet égard, donner de conclusions définitives, la question toujours à l'étude, est loin d'être résolue, et
nécessite de nouvelles recherches.

B. **Manuel opératoire.** — Nous suivrons dans cet exposé
l'excellent travail d'Horsley, tout en indiquant les modifications
apportées par les divers opérateurs.

1° *Préparation du malade.* — La veille, le malade après avoir
pris un bain, doit avoir le cuir chevelu complètement rasé.
Outre la nécessité d'avoir un champ opératoire très net, cette
précaution permet de découvrir des cicatrices méconnues

(Keen). La tête est ensuite savonnée, et lavée avec des liquides variables suivant l'opérateur; généralement, on emploie d'abord l'alcool, ou l'éther, puis on termine par les solutions phéniquées ou mercurielles.

La tête est alors recouverte de compresses antiseptiques, jusqu'au moment de l'opération.

Le soir, on donne un purgatif; le matin de l'opération, un lavement (Horsley).

2° *Tracé des lignes.* — Les lignes indiquant les scissures de Rolando et de Sylvius, sont déterminées à l'aide de l'une des méthodes en usage, et marquées, soit au crayon d'aniline, soit avec le nitrate d'argent. Roswell Park enfonce dans le crâne un clou sans tête, qui lui sert de point de repère lorsque les lambeaux sont réclinés. Il est souvent suffisant d'indiquer la ligne rolandique seule.

Les tracésse font habituellement pendant l'anesthésie Horsley préfère déterminer ses lignes la veille de l'opération.

3° *Anesthésie.* — Horsley emploie le chloroforme, sous prétexte que l'éther donne trop d'excitation.

Seguin imite Horsley.

Deaver commence l'anesthésie avec le chloroforme, puis le sommeil obtenu, il administre l'éther, par crainte de la trop grande dépression produite par l'emploi prolongé du chloroforme.

Keen donne l'éther, mais n'indique pas les raisons de cette préférence.

Il est d'usage, depuis Horsley, de faire précéder la chloroformisation d'une injection hypodermique de morphine ; de cette façon on use une moins grande quantité de chloroforme, et on amène une contraction des artérioles du cerveau qui diminue l'hémorrhagie.

Keen donne préalablement de l'ergotine pour la même raison.

Dans les cas de lésion cardiaque grave, Horsley a conseillé d'employer simplement la cocaïne ; mais alors on ne doit pas oublier que la dure-mère est très sensible (Duret).

4° *Ligne d'incision.* — En France, on emploie surtout l'incision en croix ou en T.

Les Anglais et les Américains (Keen) préfèrent l'incision

semi-lunaire, ou en fer à cheval, à concavité supérieure. Ces deux méthodes ont leurs avantages et leurs inconvénients.

L'incision cruciale, faite au niveau du point à trépaner, permet de retrouver facilement les points de repère, et assure aux lambeaux une nutrition meilleure ; il est aussi plus facile d'allonger les incisions, si on veut agrandir le champ opératoire.

Par contre, la réunion est plus difficile, et la cicatrice se trouve juste au-dessus de l'ouverture osseuse.

L'incision en fer à cheval prive le lambeau de presque tous ses vaisseaux, et ceux-ci sont plus difficiles à pincer sur le bord concave de l'incision. Il est vrai qu'en revanche, il suffit d'un aide pour recliner le lambeau, qui, après l'opération, retombe par son propre poids et s'applique mieux sur la plaie. Le drainage est également facilité par ce procédé.

Le périoste est incisé en même temps que le lambeau par quelques chirurgiens. Horsley le divise dans un 2e temps, par une incision cruciale, dont le centre sera le point d'application du trépan.

Quel que soit le point où on l'incise, le périoste doit être relevé soigneusement.

5° *Trépanation.* — Le siège précis de l'application du trépan, sera déterminé par l'examen des signes de localisation.

Dans quelques cas particuliers, bien que ces signes puissent faire défaut, on ne devra pas rejeter l'opération, si on a d'autres indications tirées de l'anatomie pathologique. Supposons par exemple, un cas d'hémorrhagie méningée type, dans lequel les paralysies ou l'aphasie n'ont pas toute la netteté désirable pour indiquer le centre comprimé ; on pourra néanmoins trépaner au niveau du passage de l'artère, et dans le point à la déchirure du vaisseau acquiert son maximum de fréquence, c'est-à-dire à 1 pouce et 1/2 en arrière et à un demi-pouce au-dessus de l'apophyse angulaire externe. Jacobson, cependant, estime que ce point classique est trop bas, à moins que la pupille du côté malade ne soit extrêmement dilatée, ce qui indique que le sang a fusé vers les parties déclives.

D'après le même auteur, lorsqu'on ne peut se baser sur les localisations, il faut opérer plus haut, à 1 pouce et 1/2 en arrière et au-dessus de l'apophyse angulaire externe.

De même, pour les abcès d'origine auriculaire, qui ne donnent pas de symptômes assez nets de localisation, il faudra les chercher à leur siège le plus habituel, que Barker, comme nous l'avons vu, place dans un cercle de 3/4 de pouce de rayon, dont le centre serait à un pouce et demi en haut et en arrière du méat auriculaire.

Hare estime qu'il faut ouvrir sur sa ligne basale, directement au-dessus du conduit auditif externe.

Bergmann donne le procédé suivant : Tirer une ligne de l'extrémité du rebord orbitaire supérieur, vers le méat auditif, prolonger de 4 centimètres, et élever alors une perpendiculaire de 4 ou 5 cent. ; c'est le point d'application de la tréphine, et on ne court aucun risque de blesser la branche postérieure de la méningée moyenne.

Macewen propose de faire une première ouverture à 6 cent. au-dessus du méat, et une contre-ouverture au niveau du point où doit être l'abcès. Cette mesure est repoussée par Bergmann qui prétend que la simple ouverture assure un drainage suffisant.

Les dimensions de l'ouverture sont très variables. Bergmann veut qu'elle soit très petite pour éviter la hernie du cerveau ; Horsley qui ne craint pas les mêmes conséquences, applique deux couronnes de trépan de cinq cent. de diamètre, à une petite distance l'une de l'autre, et fait sauter le pont osseux qui les sépare au moyen de la scie de Hey, ou d'une pince coupante. Keen va encore plus loin et enlève d'une seule fois, des rondelles osseuses de 2 pouces 1/2 de diamètre. En France, on emploie des couronnes plus petites, tout en se réservant d'agrandir le champ opératoire, si les dimensions de la lésion l'exigent.

Chaque opérateur a ses instruments de prédilection : en Allemagne, on utilise le marteau et les ciseaux ; en Amérique et en France, le trépan est préféré.

Le Dr Péan emploie son polytritome, ingénieuse modification du trépan.

Ces préférences sont d'ailleurs motivées ; ainsi Wolkmann reproche au trépan de s'échauffer trop vite, et d'amener ainsi de petites coagulations vasculaires et des nécroses partielles. On peut lui objecter que l'emploi du ciseau exige une main plus exercée, et peut donner lieu à des accidents graves de commotion cérébrale, comme l'ont bien observé Koch et Filehne sur des animaux en expérience.

L'élargissement de l'ouverture osseuse, se fait soit par le procédé d'Horsley, mentionné plus haut, soit au moyen de la pince trépan de Farabœuf qui protège parfaitement la dure-mère sous-jacente, soit enfin par la pince coupante.

La rondelle osseuse ainsi enlevée devra être soigneusement examinée ; on sait que dans le voisinage des abcès, elle peut être comme infiltrée par une matière jaunâtre. Si l'os est aminci, irrégulier, chagriné, on songera à l'action d'une tumeur, soit en contact immédiat, soit séparée par une portion de tissu sain (Hale White).

Si la face profonde de l'os est très irrégulière et porte des exostoses ou des esquilles, on pourra se trouver en présence de la cause des convulsions.

6° *Traitement de la dure-mère.* — Examiner d'abord l'aspect de cette membrane. Si la couleur est jaunâtre, ou rouge sombre, si elle fait saillie à travers la perforation osseuse, si elle n'est animée d'aucun battement, on pourra affirmer qu'il y a un excès de tension intra-crânienne, et on aura de grandes chances de trouver au-dessous, la lésion cherchée, abcès, tumeur, épanchement.

Les anciens chirurgiens n'allaient guère au delà ; actuellement, si à ce moment de l'opération la lésion n'a pas encore été découverte, il faut inciser afin de pousser plus loin les investigations.

L'incision en croix, adoptée en France, facilite moins la réunion que le procédé d'Horsley. Cet auteur incise la dure-mère sur les 4/5e de la circonférence, et à 3 millim. de l'ouverture osseuse, en ayant soin de ne pas blesser le cerveau et de lier les vaisseaux à mesure qu'il les sectionne.

Cette manière d'agir d'Horsley est adoptée par les Américains avec quelques modifications de chiffres.

On devra faire ensuite l'examen du cerveau, et observer les modifications de couleur et de saillie qu'il présente. Jastrowitz assure que le toucher donne les meilleurs renseignements. Deaver n'hésite pas à introduire le doigt entre le cerveau et les méninges pour palper les parties voisines.

Jusqu'ici, on s'est contenté de créer une voie pour accéder à la lésion ; maintenant va commencer l'intervention proprement dite.

Examinons les différents cas :

a) *Abcès*. — Les abcès siégeant assez souvent sous le cortex, il peut être nécessaire de faire des ponctions exploratrices pour les découvrir. Nous savons que Dupuytren avait depuis long-temps déjà plongé son bistouri dans la substance cérébrale, que Delmold, en 1850, avait incisé avec l'instrument tranchant, un ventricule distendu par le pus, lorsque le premier, Renz, en 1867, employa l'aspiration pour évacuer les collections purulentes du cerveau.

Ce qui n'empêche pas Finger et Lee, beaucoup plus tard, de réclamer la priorité des ponctions exploratrices multiples. Les auteurs s'accordent pour admettre l'utilité et l'innocuité de ces ponctions faites avec un trocart fin ou une aiguille tubulée.

L'innocuité en a été démontrée par Spitzka (*Transac. of the Am. Neurol. Assoc.*, 1887), qui a rapporté le cas suivant. Ayant trépané un malade pour un abcès cérébral supposé, il fit trois ponctions qui restèrent sans résultat. Trois mois après, le malade mourait, et à l'autopsie, Spitzka ne put découvrir dans les membranes et la substance corticale, aucune trace du passage des aiguilles.

A la coupe, il put apercevoir dans la substance blanche, des vestiges de la ponction, sous forme de lignes bleuâtres, formées de sang coagulé, sans trace d'inflammation, et sans modification des éléments nerveux.

Pour démontrer la tolérance du cerveau, le même auteur fit, chez des chiens, des injections de boue sans déterminer d'accidents. Les chiens sacrifiés un peu plus tard, portaient leur masse boueuse parfaitement encapsulée.

Bergmann repousse les ponctions, et préfère l'emploi du bistouri, introduit parallèlement aux fibres nerveuses rayonnantes.

Il est cependant évident que les dangers d'hémorrhagie sont plus à craindre avec le bistouri.

Le foyer de suppuration une fois trouvé, tous emploient le bistouri pour faire une ouverture suffisante et assurer un écoulement parfait. Si une exploration est nécessaire, les bords de l'incision seront éloignés, soit avec des écarteurs, soit au moyen des doigts, comme le veut Bergmann.

La cavité sera soigneusement lavée avec une solution antiseptique, et un drain mis en place jusqu'à ce que l'écoulement soit tari.

Le meilleur drain est une sonde en caoutchouc rouge avec œil latéral ; le bout arrondi et mousse pénètre plus facilement.

b) *Hémorrhagies.* — Les caillots doivent être enlevés avec une curette mousse ou une spatule. Un courant liquide enlèvera ensuite les derniers débris. L'utilité du drainage est discutée.

c) *Tumeurs.* — Bergmann conseille de respecter les tumeurs infiltrées. Nombre de chirurgiens les ont cependant enlevées, soit avec la curette de Volkmann (Seguin), soit avec le bistouri. Dans ce dernier cas, il est recommandé de faire les incisions perpendiculaires à la surface du cerveau, pour diviser le moins possibles de fibres blanches. On doit également se tenir à une certaine distance du néoplasme, pour prévenir les récidives.

Les tumeurs encapsulées seront énucléées plus facilement.

d) *Cicatrices,* etc.— Si la dure-mère présente des adhérences avec la surface cérébrale, il faudra la réséquer à ce niveau. Demons a appelé méningectomie, cette opération.

Ici, nous touchons à la partie la plus épineuse de cet ouvrage. Doit-on exciser les centres qui sont le siège d'une irritation ? Dans un article récent, Lépine s'est ouvertement prononcé contre cette manière de faire Nous ne prendrons position ni en faveur de l'opération, ni contre elle. Nous nous contentons d'exposer les observations que nous avons pu réunir sur ce sujet.

Le mode opératoire des interventionnistes consiste à déterminer expérimentalement, sur le cerveau à nu, le siège du centre lésé, de manière à pouvoir reproduire par l'électrisation les symptômes constatés auparavant. Le centre ainsi déterminé, est ensuite excisé au bistouri, dans toute l'épaisseur du cortex (voir obs. 68).

Horsley, et les chirurgiens qui l'ont suivi dans cette voie, emploient le courant faradique, et se servent d'un excitateur terminé par deux tiges métalliques séparées de 4 à 5 millimètres.

Le courant doit être peu intense, et facile à supporter sur la langue.

7° *Fermeture de la plaie.* — La dure-mère doit être suturée au catgut. La rondelle osseuse dont on ne se préoccupait pas autrefois, a été remise en place pour la première fois par Macewen, avec succès. Spitzka, en 1887, a fait des expériences à ce sujet, ayant sacrifié l'animal en expérience trois mois après la réimplantation, il a trouvé l'os adhérent aux parties voisines et non à la dure-mère ; aussi se prononce-t-il en faveur de la réimplantation.

Mossé, de Montpellier, a repris ces expériences en 1888, et dans aucun des cas, il n'a noté la nécrose du fragment.

Macewen, Horsley, placent la rondelle osseuse dans une olution bichlorurée, pendant l'opération, et la fragmentent avant de la remettre en place.

Dercum a proposé de placer la rondelle dans du sérum sanguin, ou une solution saline physiologique.

Cette méthode assez répandue, aurait encore ce mérite de s'oppposer à la production de la hernie cérébrale Il n'en est pas moins vrai que sans réimplantation, on peut avoir une cicatrice solide, non douloureuse et non pulsatile.

Nous savons ce qu'il faut penser du drainage : absolument indispensable dans le traitement des foyers purulents, il est rejeté par certains auteurs dans les opérations aseptiques. Horsley ne laisse pas les drains plus de 24 heures en place.

Le cuir chevelu est réuni soit au crin de Florence, soit au fil d'argent. Le tout est recouvert d'un pansement antiseptique.

C. Accidents de l'opération. — Les accidents, primitifs ou secondaires, sont en réalité peu fréquents, et peuvent être combattus ou prévenus, la plupart du temps avec succès.

1° *Hémorrhagies.* — Les hémorrhagies sont particulièrement abondantes, en raison de la vascularité du cuir chevelu, des canaux multiples du diploé, et du réseau artériel et veineux que contient la pie-mère. Les moyens employés pour s'opposer à l'écoulement sanguin, varient dans chacune de ces parties.

A la *peau*, on peut préventivement s'opposer à l'hémorrhagie, par l'application d'une bande élastique comme celle d'Esmarch ;

c'est le procédé couramment employé à l'étranger. En France on se contente de placer des pinces à forcipressure, selon les besoins. Ces pinces peuvent également servir de rétracteurs (Péan).

Au *crâne* il est impossible d'employer le pincement. L'écoulement parfois très abondant qui provient de la partie spongieuse de l'os sera réprimé par le tamponnement provisoire au moyen d'éponges fines, ou par l'application d'un petit gâteau de cire, préalablement antiseptisé et ramolli. L'emploi de la cire ou du pingawar, est expéditif, et ne nécessite aucun aide spécial.

Les vaisseaux de la *dure-mère* seront saisis avec les pinces hémostatiques. La ligature sera ensuite le meilleur moyen d'assurer l'hémostase définitive; elle se fera soit directement, soit en passant une aiguille à travers la dure-mère, de manière à comprendre le vaisseau à lier dans l'anse formée par le fil de catgut. Nous avons vu, sur une petite artériole très difficile à lier, le Dr Péan laisser une pince hémostatique pendant 24 heures, sans compromettre la réunion primitive; il a agi de même pour les vaisseaux de la pie-mère.

La blessure des sinus est toujours un accident grave, non seulement par la difficulté d'arrêter l'hémorrhagie, mais encore en raison des complications qui peuvent résulter de la ligature de ces canaux. Bergmann a prétendu que leur oblitération était sans gravité, et Weir a cité plusieurs observations dans lesquelles la ligature rendue indispensable, n'a été suivie d'aucun accident. Récemment, Kammerer a fait à l'Académie de médecine de New-York, une communication intéressante à ce sujet. Il s'agissait d'un sarcome du sinus longitudinal qui nécessita la ligature et fut suivi de mort rapide. Aussi, l'auteur pense-t-il que la thrombose des sinus, et surtout du sinus longitudinal supérieur, est suivie d'accidents cérébraux de la plus haute gravité. Les symptômes observés, seraient de l'excitation motrice, une céphalalgie intense, de la dépression mentale, de l'assoupissement et du coma.

Les sinus seront donc évités avec soin pendant l'opération; s'ils sont déchirés, on devra faire une solide ligature; il sera également facile d'arrêter l'hémorrhagie au moyen d'une pince à demeure, comprenant entre ses mors le sinus et la paroi crânienne ; nous ne pensons pas cependant que ce procédé ait été employé.

A l'égard du *cerveau*, qui donne plutôt un écoulement en nappe, on usera de procédés différents.

Nous avons vu que, préventivement, Horsley administre la morphine, et Keen l'ergotine. Ces moyens peuvent n'être pas suffisants, aussi Keen a-t-il fait usage de la cocaïne (solution à 5 p. 100), en application directe. Roswell Park a employé l'antipyrine dans le même but. L'eau bouillante à 115 ou 120° serait, paraît-il, bien supportée et d'une grande efficacité (Keen).

Horsley recommande le tamponnement. Demons et Péan ont employé avec succès la spongio-pressure. Bergmann préconise l'emploi d'un tampon iodoformé, par-dessus lequel il suture le cuir chevelu. Au bout de 24 heures, il enlève les points de suture et retire le tampon. Autrefois, la crainte des hémorrhagies faisait employer le thermocautère ; tous les chirurgiens sont d'avis qu'il est nuisible en semblable occurrence et doit être laissé à l'écart. Dans une observation de Godlee, l'usage du thermocautère détermina une encéphalite mortelle.

Des moyens plus énergiques ont été employés ; Horsley dans un cas d'hémorrhagie méningée a fait la ligature de la carotide. Senn dans ses expériences sur les animaux, se mettait à l'abri de tout écoulement sanguin, en isolant la trachée en avant, et en comprimant le reste du cou, au moyen d'une bande élastique passée en arrière du conduit aérien. Ce procédé bon tout au plus dans les expériences *in anima vili* n'a jamais été proposé chez l'homme.

Grâce à l'emploi de ces moyens divers, on pourra généralement se mettre à l'abri des accidents d'hémorrhagie ; mais il ne faut pas oublier que dans certaines circonstances la tâche sera difficile ; il suffit de citer le cas de Keen où les artères étaient si friables, qu'elles se rompaient sous le fil à ligature ; et le cas de Bridsall et Weir où, malgré le tamponnement, la perte de sang détermina la mort ; les auteurs se promirent bien d'ailleurs, le cas échéant, d'employer les pinces à demeure, selon le procédé de Péan.

2° *Œdème aigu du cerveau.* — Bergmann qui cite un cas de

mort pour ce motif, semble particulièrement craindre ce genre de complication. Très rapidement après l'opération, le malade au lieu de voir s'amender les symptômes, tombe dans la stupeur et le coma. Bergmann suppose qu'il y a exagération dans la production du liquide céphalo-rachidien, résultant de l'augmentation de la pression artérielle, et de l'obstruction des canaux veineux et lymphatiques. Comme conséquence, production plus grande et résorption moindre. La mort serait le résultat à bref délai.

3° *Hernie du cerveau.* — Nous savons que Bergmann, pour obvier à cette complication, conseille les petites ouvertures.

Horsley n'est pas du même avis, et ne met pas la production de la hernie sous la dépendance de conditions mécaniques pures. Pour cet auteur, il n'y aura de hernie que s'il y a de la suppuration; et on ne l'observera jamais si on a une réunion par première intention. Il considère d'ailleurs le grand lambeau semi-lunaire de cuir chevelu, comme un bon moyen de la combattre.

La réimplantation de la rondelle aurait, pour Spitzka, une certaine importance, l'hémorrhagie qui se fait au-dessous, empêcherait par sa pression, la hernie cérébrale, plus fréquente chez les vieillards, en raison de leur pression vasculaire moindre.

Jastrowitz admet au contraire, que cette pression à la surface du cerveau est une cause sérieuse de mortalité.

Horsley tout en considérant qu'une certaine tension est indispensable à la formation d'une bonne cicatrice et au maintien de la substance cérébrale, évite avec soin de tomber dans l'excès inverse. Si l'exsudation est trop abondante, il conseille de désunir légèrement la plaie, pour favoriser l'écoulement d'un trop plein de liquide.

Macewen ne semble pas redouter beaucoup la hernie du cerveau.

4° *Méningo-encéphalite aiguë.* — Nous savons ce qu'il faut actuellement penser des complications inflammatoires. Elles résultent d'un manque d'antisepsie et sont jusqu'à un certain point, imputables au chirurgien. Nous n'insisterons pas.

5° *Durée de l'opération.* — Nous voulons attirer l'attention sur certains accidents dont la pathogénie ne nous semble pas nettement élucidée. Nous avons eu l'occasion d'observer, à la suite de trépanations faites avec tout le soin désirable, par des maîtres de l'antisepsie, un dénouement fatal dans les trois ou quatre heures qui suivent l'opération, sans qu'aucune constatation anatomo-pathologique ait pu à l'autopsie en donner l'explication. Ne pourrait-on incriminer la longue durée de l'opération, et l'action prolongée du chloroforme? Nous nous bornons à poser la question sans la résoudre.

OBSERVATIONS

I. — Hémorrhagies intra-crâniennes.

Obs. 1.— *Hémorrhagie méningée. — Paralysies localisées. — État général grave. — Trépanation. — Guérison.* — Thornley Stoker. *British med. Journal*, 7 avril 1888.

Cas d'un homme de 50 ans, admis à l'hôpital de Richmond, 4 jours après une chute de voiture qui l'avait laissé insensible. Lorsqu'il fut possible de l'examiner, il était dans un état de stupeur complète, avec monoplégie brachiale gauche, et paralysie partielle du facial du même côté. A la jambe gauche, la motilité était aussi affaiblie. Pas de paralysie de la sensibilité. Les pupilles étaient égales et réagissaient bien. Une contusion simulant une fracture déprimée, existait sur le cuir chevelu, au niveau de la partie la plus élevée du sillon de Rolando. Pas de renseignements précis, et par conséquent, impossibilité de savoir s'il s'agissait d'une apoplexie ou d'une compression cérébrale résultant d'une déchirure de la méningée. Cette incertitude fit retarder l'intervention. Le 9e jour, le malade allait plus mal et paraissait mourant.

Il avait une hémiplégie gauche complète et se trouvait dans le coma. La déglutition était très défectueuse, la respiration stertoreuse, avec 12 à 15 inspirations à la minute..

On conclut qu'il s'agissait probablement d'une hémorrhagie entre l'os et a dure-mère, provenant d'une lacération de la méningée moyenne, avec ou sans fracture. Quoiqu'il n'eût eu, autant qu'on peut l'affirmer, aucun retour à la connaissance entre l'accident et l'apparition des premiers symptômes, et en l'absence de cet intervalle si caractéristique sans signe de compression, on peut supposer, par l'état de la main dont les lésions n'ont pas toujours eu le même degré, qu'il s'agit d'une déchirure ou d'une compression apoplectique. L'étude de ce cas, démontre qu'il y a une hémorrhagie de la région motrice du côté droit, entre l'os et la dure-mère, hémorrhagie due vraisemblablement à une lésion de la méningée moyenne, ou d'une de ses branches, avec ou sans fracture. Il y a eu, en effet, d'abord une paralysie partielle, puis une hémiplégie progressive et complète, due à une nouvelle hémorrhagie, ou simplement à une cessation subite des fonctions du cerveau, comme on l'a observé quelquefois, sans qu'une nouvelle pression mécanique soit survenue.

L'existence d'une contusion du cuir chevelu, à la partie supérieure, et un peu postérieure de l'aire motrice, a moins d'importance pour déterminer le siège de la compression, que les paralysies du côté opposé, qui montrent clairement une action compressive, sur la plus grande partie de l'aire motrice, comprenant les centres du membre supérieur, de la face, de la langue, et du membre inférieur.

Pour assurer que la compression était corticale et non le résultat d'une apoplexie, on se basait sur l'absence de troubles sensitifs, si bien décrite par Ferrier.

En effet, la règle posée par ce dernier auteur, dit que les lésions corticales de l'aire motrice, ne donnent lieu à aucune espèce d'anesthésie. Toutes les fois que l'on trouve de l'anesthésie unie à la paralysie motrice, la lésion n'est pas limitée au cortex ou à la région motrice, mais comprend aussi, soit au point de vue fonctionnel, soit anatomiquement, les faisceaux sensitifs de la capsule interne, ou les centres auxquels ils se distribuent.

La nature corticale est plutôt démontrée par l'existence au début d'une monoplégie brachiale, qui s'est progressivement transformée en hémiplégie complète. S'appuyant sur ce raisonnement et sur le dénouement qui paraissait fatal, sans l'intervention, on résolut de trépaner.

L'opération fut pratiquée le 20 juin, 9 jours après l'accident. Le coma étant complet, on n'eut pas recours à l'anesthésie. Le traumatisme au niveau de la ligne rolandique fut pris comme siège de l'opération, parce qu'il était possible qu'il y eût une fracture.

Un trépan de 26 millim. de diamètre fut appliqué, et après l'ablation de la rondelle osseuse, on découvrit sur le bord postéro-inférieur de l'ouverture, un caillot sanguin très évident.

Une deuxième couronne fut appliquée au-dessous de la première, et donna une ouverture ovale de 52 millim. qui rendit facile l'accès du caillot. Au centre, le caillot était si épais, que la dure-mère était distante du crâne de 40 millim.

Avant qu'il fût enlevé de la table de l'opération, le patient pouvait remuer son bras et sa jambe gauche avec une grande liberté; il demanda un verre d'eau qu'il but facilement. La guérison suivit sans accident. Le soir du même jour, la paralysie et les symptômes cérébraux avaient disparu. Le malade resta en observation jusqu'au 29 septembre, puis il partit.

RÉFLEXIONS. — Cette observation est intéressante par la précision du diagnostic, basé sur la progression des paralysies;

elle démontre de plus qu'il n'est jamais trop tard pour opérer, car alors que l'état paraissait désespéré, on a pu sauver le malade.

Nous ferons remarquer de plus, que la loi de Ferrier, énoncée au cours de l'observation, n'est pas acceptée de tous les auteurs.

Obs. 2. — *Hémorrhagie méningée. — Paralysies et convulsions partielles. — Aphasie. — Trépanation. — Guérison*. — Edmond Owen. *British méd. J.*, 13 oct. 1888.

8 mai. W. Mac C..., un grand garçon de 9 ans, fut apporté à l'hôpital Ste-Marie, étourdi par une chute de voiture. Il avait des vomissements abondants et fuyait la lumière ; quand on l'interrogeait, il répondait seulement : « Allez-vous-en ». Pupilles égales et réagissant bien. On ne peut trouver de fracture du crâne. Les mouvements des membres sont normaux, assoupissement profond. Le lendemain, il répond parfois aux questions, mais il est agité, grognon, et se jette à bas du lit. Température, 101° Farhenheit.

Le 10. Même état. La peau est chaude et sèche, on administre de petites doses répétées de calomel, qui semblent produire un bon effet. Le lendemain, l'agitation a disparu, il comprend les questions qu'on lui pose, sans cependant répondre à toutes. Temp. 101°,2 F.

Le 13. Pas d'amélioration notable ; on observe des convulsions pour la première fois. La 3e attaque qui eut lieu à 7 heures dura une 1/2 heure ; le facial droit et les muscles sus-hyoïdiens se contractaient d'une manière énergique. A 8 h. 30, il y eut une attaque semblable, mais cette fois les yeux ainsi que la bouche étaient déviés à droite ; le poing droit était fortement fermé, et la langue s'agitait d'avant en arrière. Dans la journée, il y eut 9 attaques. Après la dernière, les muscles faciaux droits et le poignet semblaient épuisés, aussi se servait-il plus souvent du bras gauche.

Le malade ne trouvait pas de mots pour répondre aux questions qu'il semblait cependant parfaitement comprendre ; la sensibilité était partout intacte. Température matin 100°,8 F.

Le 14. Température normale, et pouls à 72, quelques petites attaques dans la journée et beaucoup plus dans la nuit. A ajouter aux muscles déjà atteints, le diaphragme et le sterno-mastoïdien du côté droit. Les fléchisseurs du poignet et des doigts ont de violentes contractions qui se renouvellent près de 10 fois à la minute.

Pendant les attaques, l'enfant ne perd pas connaissance, mais il est incapable de parler.

Le 15. Pas d'attaques, excepté une pendant la nuit ; aphasie, connaissance parfaite, les secousses du côté droit de la face, ainsi que de la main et de l'avant-bras droit persistent.

De ces remarques cliniques, le Dr Owen conclut qu'un caillot sanguin a dû se former au niveau de la scissure de Rolando, du côté gauche, et couvre la partie inférieure de cette scissure, et la partie voisine de la troisième circonvolution frontale, c'est-à-dire les centres de la face, de l'avant-bras et du langage. La compression devait résulter d'un extravasat sanguin, et non d'un enfoncement de fragment osseux, car les symptômes ne s'étaient pas montrés immédiatement après l'accident, et il n'y avait sur le crâne aucune trace de fracture ; de même il ne s'agissait pas d'une collection purulente, par ce fait que l'aphasie et les secousses qui avaient débuté 2 jours après l'accident, s'étaient depuis aggravés sans élévation de température.

En effet, depuis 36 heures, quoiqu'il n'y ait pas eu moins de 14 attaques, la température était normale.

La chevelure rasée, et les précautions antiseptiques prises, le malade fut anesthésié par l'éther, et immédiatement, les attaques cessèrent. La direction du sillon rolandique tracée au crayon d'aniline, un vaste lambeau fut relevé suivant la méthode d'Horsley, et une couronne osseuse de un pouce de diamètre fut enlevée. La dure-mère mise à nu, avait une teinte verdâtre et bombait à travers l'ouverture. Après son incision, un flot de sang s'échappa, et laissa apercevoir la partie supérieure d'un gros caillot situé à la partie inférieure de l'incision. Le trépan fut de nouveau appliqué à la partie inférieure de la première ouverture, et un demi-cercle osseux fut enlevé pour agrandir le champ opératoire.

L'incision de la dure-mère fut prolongée, jusqu'à ce qu'on pût apercevoir le caillot en entier. L'ablation en fut facile. Lavage parfait de la cavité avec une solution phéniquée. Suture de la dure-mère et des téguments, drain ; pansement au sublimé.

Le soir, la température s'éleva à 102° F. et comme les pièces de pansement étaient souillées de sang, on les remplaça. La nuit fut calme, mais le lendemain matin, il y eut une série d'attaques pendant 2 heures.

Les mêmes muscles étaient atteints, excepté ceux du bras et le diaphragme. Après l'attaque, l'enfant était calme, jouissait de toute sa connaissance, et semblait moins excitable. Quand on lui dit de tendre la main, il sortit la main gauche ; l'aphasie persistait. Temp. 101° F.

Le 17. Pouls 82. Temp. 99° F. A midi une attaque, la 2e depuis l'opération. Le grand pectoral était pris. Le grand droit abdominal du côté droit, et quelques muscles du membre inférieur droit étaient en contracture. Le sterno-mastoïdien gauche et le diaphragme étaient excités, pas de perte de connaissance. Soupçonnant une nouvelle hémorrhagie, on rouvre la plaie ; pas de sang sous la dure-mère, mais en incisant l'arachnoïde qui bombait, il s'écoule une certaine quantité de sang liquide.

Lavage sous-arachnoïdien et nouveau pansement. Dans la nuit, deux nouvelles attaques à 5 minutes d'intervalle, mais ce furent les dernières. Le 2e jour, il put quoique avec effort, donner une poignée de main de la main droite. La parole et la puissance musculaire revinrent graduellement. La température resta normale et la plaie se ferma rapidement. Guérison et sortie le 15 juin.

RÉFLEXIONS. — Dans ce cas, il y avait 2 foyers distincts d'hémorrhagie, le premier sous la dure-mère et le second, à la surface du cerveau, ce dernier résultant probablement d'une lacération de la substance cérébrale.

OBS. 3. — *Traumatisme.* — *Hémorrhagie intra-crânienne.* — *Paralysies et convulsions partielles.* — *Trépanation ; ablation des caillots.* — *Guérison.* — HERBERT ALLINGHAM. *Lancet.* 20 avril 1889.

Le malade est un homme de 40 ans, admis à l'hôpital dans les conditions suivantes : tombé de tramway en état d'ivresse, il fut porté à l'hôpital où on l'examina. Il se plaignait de douleurs dans l'épaule gauche, mais il n'y avait à la tête aucun signe de traumatisme. La nuit fut bonne grâce à l'administration de bromure et de chloral.

Le lendemain matin, 8 décembre, il était assoupi, et souffrait de céphalalgie dans le côté droit de la tête ; pupilles égales et réagissant bien à la lumière. Le malade était dans un état semi-comateux, très irritable, se plaignant quand on voulait l'examiner ou attirer son attention. Aucun signe de paralysie, pas de vomissements.

Le 13. La respiration était pénible et stertoreuse, l'assoupissement avait augmenté, et le patient ne connaissait plus rien autour de lui. Il y eut alors des convulsions débutant par les muscles du côté gauche de la face ; la commissure était attirée en haut, et les paupières agitées de mouvements spasmodiques. Les paupières du côté droit eurent aussi quelques légers mouvements, mais à la fin de l'attaque.

Les muscles du cou étaient ensuite affectés, puis venaient ceux de l'épaule. Enfin le bras et la jambe gauche étaient pris à leur tour. Il n'y avait aucune déviation des yeux.

L'urine était acide (1200 gr. par jour), ne contenait ni sucre ni albumine, elle s'écoulait sans que le malade en eut conscience, excepté pendant les attaques. Les pupilles réagissaient normalement à la lumière, la droite était un peu plus dilatée que la gauche. Pas de névrite optique ; les attaques revenaient à de fréquents intervalles ; lorsqu'elles étaient peu intenses, les muscles de la face, ou ceux de la face et du cou, étaient seuls pris.

14 décembre, 8 jours après l'accident, Allingham se décida à opérer. Chloroforme, incision courbe à convexité supérieure, allant de l'apophyse angulaire externe a l'apophyse malaire, le lambeau semi-lunaire fut récliné et mit à jour le muscle temporal, qui fut lui-même incisé à ses insertions et détaché. Une couronne osseuse fut enlevée au niveau du pied de la scissure de Rolando du côté droit.

La branche postérieure de la méningée moyenne fut mise à découvert. L'artère et la dure-mère étaient intactes, mais la dure-mère bombée ne présentait aucune pulsation.

Elle fut divisée ainsi que l'artère; au-dessous de l'incision on trouva un vaste caillot sanguin qui fut enlevé avec le doigt et l'irrigation. En introduisant le doigt dans la cavité, on constatait que le cerveau était refoulé, et que la cavité s'étendait en avant et en bas, aussi loin que le doigt pouvait pénétrer. La pie-mère était intacte, excepté au niveau du lobe frontal droit; là, on sentait que l'hémisphère cérébral était mou et lacéré. La cavité fut irriguée avec une solution phéniquée, jusqu'à ce que le liquide ressortit clair.

On mit quelques points de suture sur la dure-mère, et deux tubes à drainage furent laissés dans la plaie, l'un se dirigeant en haut, l'autre en bas ; Les extrémités furent ramenées dans un orifice créé à la base du lambeau cutané, à la partie inférieure. Les bords du cuir chevelu furent réunis avec du crin de Florence, et le tout recouvert de gaze phéniquée.

Le lendemain, petite attaque limitée à la face.

Le 16. État normal, le malade commence à mouvoir la jambe gauche, la plaie marche à souhait, le malade peut dormir, et il n'y a pas d'attaques.

Le 17. La paralysie a disparu, les mouvements des bras et des jambes sont possibles, la connaissance est parfaite.

Depuis ce temps, la guérison a suivi une marche régulière, interrompue seulement par un petit abcès de la face qui fut incisé.

18 février. Le malade quitte l'hôpital, il n'a plus ni paralysie, ni mal de tête, ni perte de mémoire.

Allingham, estime que ce cas est unique, car il prétend qu'il s'agit d'une hémorrhagie cérébrale, et non d'une hémorrhagie crânienne ou de la dure-mère.

RÉFLEXIONS. — Il ne nous semble pas qu'il s'agisse ici d'une hémorrhagie cérébrale au sens classique du mot, mais plutôt d'une hémorrhagie traumatique résultant d'une lacération de la substance cérébrale.

La question de priorité ne nous semble donc pas légitimement établie; elle a d'ailleurs été revendiquée plus tard en août 1889, par Lucas-Championnière dont nous relatons l'observation.

Obs. 4. — *Blessure du cerveau. — Hémorrhagie intra-cérébrale. Aphasie. — Trépanation. — Ablation de caillots; guérison.* — C. B. Ball. *British. medical Journal*, 7 avril 1888.

F. B..., âgé de 26 ans, est reçu à l'hôpital le 1er septembre 1887. Il avait reçu un coup de couteau sur la tête, 10 jours avant son entrée.

Il s'était présenté immédiatement à l'hôpital, mais son état n'avait pas été jugé suffisamment grave pour être admis. Depuis l'accident, il avait une grande difficulté à trouver le mot juste pour exprimer sa pensée, ainsi il disait qu'il avait un « homme, man » dans la tête, quand il voulait dire qu'il avait de la « douleur. pain ». Depuis quelques jours la difficulté de la parole, et la douleur avaient augmenté. En l'examinant, on trouva une petite croûte du cuir chevelu, au niveau de la portion écailleuse de l'os temporal gauche. Lorsqu'on l'eut enlevée, on vit une cicatrice paraissant s'étendre profondément à travers le muscle temporal ; mais la plaie semblait parfaitement guérie. En récapitulant les symptômes présentés par le malade depuis son entrée, on reconnaissait que l'aphasie motrice s'était accrue, au point qu'il était incapable de nommer les objets qu'on lui présentait, en parlant, il se servait de mots inexacts, ou de portions de mots. Quoiqu'il fût capable d'écrire son nom correctement et rapidement, et de copier quelque chose d'écrit ; il ne pouvait copier sous la dictée, ni écrire une phrase qu'il prononçait ; ses essais n'aboutissaient qu'à des caractères mal formés. Si on lui donnait quelque chose à lire, il nommait les mots, l'un après l'autre sans ordre. Quant on l'interrogeait, ses réponses, n'avaient aucun rapport avec le sujet de la conversation, et il ne savait apprécier ce qu'on lui demandait. Si on lui disait de tirer la langue, il ouvrait seulement la bouche ; si on joignait l'exemple à la parole, il imitait en tirant la langue.

On ne put découvrir aucune paralysie des muscles volontaires, et on supposa qu'il n'en avait pas présenté au début, puisque son état n'avait pas paru suffisamment grave pour nécessiter son admission.

Cinq jours après l'entrée, et en présence de l'aggravation croissante des symptômes, on se décida à opérer.

On rabattit un lambeau contenant une portion du muscle temporal, et portant la cicatrice à son centre. On mit à nu une cicatrice de l'os temporal, paraissant avoir été produite par un couteau ordinaire.

La direction était horizontale, le dos du canif tourné en arrière, le tranchant directement en avant. Au niveau de ce point, on appliqua une rondelle de trépan comprenant la section osseuse. L'os fut enlevé sans traumatisme de la dure-mère qui avait été traversée par le couteau. La cicatrice fut élargie et la branche postérieure de la méningée moyenne divisée, ce qui rendit l'examen un peu plus difficile. Le vaisseau avait de bien peu échappé à la section par le couteau.

Le cerveau présentait aussi une plaie qui fut écartée doucement avec les mors d'une pince. On vit s'écouler un peu de sang liquide, et il fut possible d'enlever avec la pince des caillots qui le long de la plaie, séparaient le tissu cérébral.

Lavage avec une solution de sublimé, introduction d'un drain, réunion des téguments. Le soir du même jour, le patient était bien mieux, et pouvait soutenir une conversation sans trop de fautes d'expression. Le lendemain, l'aphasie était revenue, et le drain fut trouvé obstrué ; mais après l'écoulement d'un liquide mêlé de caillots, la parole revint.

La guérison se fit régulièrement.

Dans ce cas, le couteau avait pénétré dans la circonvolution temporosphénoïdale supérieure, traversé la scissure de Sylvius, et probablement lésé la circonvolution de Broca. Les symptômes provenaient de l'amas de caillots dans la plaie et la scissure de Sylvius.

OBS. 5 (résumée). — *Traumatisme.* — *Hémiparésie gauche.* — *Convulsions avec prédominance à droite.* — *Rupture de la méningée moyenne.* — *Épanchement sanguin.* — *Mort.* — R.-J. GODLEE. *Medic. Times*, déc. 1884.

Un enfant de 10 ans, fait une chute sur le pavé, mais peut rentrer à la maison. Les parents disent qu'il était comme un homme ivre, pâle, chancelant et se plaignant de douleur à l'occiput ; on constate un hématome large de trois pouces, sur l'os pariétal droit. Motilité du bras et de la jambe gauches affaiblie.

Dans la journée, l'enfant devient insensible, est pris de convulsions moins prononcées à gauche qu'à droite. L'évolution rapide des accidents fait penser à une rupture de la méningée moyenne et on se décide à trépaner.

L'opération fut faite à 1 pouce et demi de l'angle du frontal, un pouce et demi au-dessus de l'arcade zygomatique ; la couronne d'os enlevée, on tomba sur une large poche remplie de caillots sanguins. On avait anesthésié avec le chloroforme ; on dut arrêter l'anesthésie et pratiquer la respiration artificielle. Mais peu après, la respiration devint de plus en plus difficile, et la mort survint.

A l'autopsie, on trouva une rupture de la branche postérieure de l'artère méningée.

L'épanchement sanguin avait amené une compression cérébrale.

Obs. 6 (résumée). — *Traumatisme. — Paralysie des membres. — Convulsions épileptiformes limitées. — Trépanation. — Épanchement sous-duremérien. — Mort.* — Golding Bird. *Guy's Hospital Rep.*, XLV.

Homme de 31 ans, atteint de commotion cérébrale. Stertor, paralysie des membres, dilatation des pupilles, surtout de la gauche. Pas de plaie de tête ni de fractures du crâne appréciables, mais en explorant la région, au niveau de la zone pariétale brusquement se produisent des mouvements d'extension de l'avant-bras et du poignet gauche ; en insistant davantage, on détermine des accès convulsifs épileptiformes.

Diagnostic : caillot sous la dure-mère comprimant l'encéphale. Trépanation. On arrive sur une fissure horizontale postérieure intéressant l'occipital. Au-dessous de la dure-mère est un vaste caillot hémorrhagique. Améliotion de la respiration après le lavage du caillot, mais mort 3 heures après.

Obs. 7. — *Alcoolisme ; quelques crises épileptiformes depuis cinq ans. — Chute. — Coma, puis aphasie complète avec hémiplégie droite — Trépanation. — Ouverture d'un hématome de la dure-mère. — Guérison.* — Lépine. *Bulletin de l'Acad. de méd.*, août 1889.

Il s'agit d'un homme de vingt-neuf ans ayant commis de grands excès alcooliques et présentant, depuis cinq ans, de temps à autre, quelques crises épileptiformes. Le 21 juin, il fit une chute dans un escalier, et depuis, il était resté dans le coma quand, au bout de 48 heures, on l'apporta dans mon service ; à ce moment pas de trace de traumatisme de la tête, pas d'écoulement par l'oreille ou le nez ; insensibilité absolue en apparence. Deux jours plus tard, disparition progressive du coma, mais aphasie complète. Le malade est dans l'impossibilité de parler ou d'écrire, et il paraît comprendre fort imparfaitement.

De plus, on constate une parésie légère du facial et des membres à droite ; déviation légère de la pointe de la langue à droite. Les jours suivants, persistance de cet état et plusieurs crises d'épilepsie jacksonienne débutant invariablement par une secousse de la commissure labiale droite, bientôt suivie par des convulsions des membres du côté droit. Dix jours après la chute, l'état ne s'améliorant pas, et me fondant sur les symptômes de compression cérébrale et de localisation probable d'une lésion au niveau de la partie inférieure du sillon de Rolando, je priai M. le Dr Jaboulay, agrégé de la Faculté de Lyon, de vouloir bien pratiquer la trépanation à l'endroit sus-indiqué. Trois petites couronnes furent appliquées.

Au moment où la dure-mère fut incisée, il jaillit environ 25 gr. d'un liquide de couleur rouge brunâtre. On se borna à un pansement antiseptique. Le lendemain, pour la première fois, le malade pût écrire son nom ; et lorsque les tampons de gaze iodoformée furent enlevés, il prononça quelques mots. Les jours suivants l'aphasie et l'hémiplégie droite disparurent progressivement, et maintenant le malade répond parfaitement à toutes les interrogations.

Obs. 8 (résumée). — *Traumatisme. — Pas de plaie des téguments. — Convulsions partielles. — Trépanation. — Épanchement sanguin. — Guérison.* — GOLDING BIRD. *Guy's Hospital Rep.*, XLV.

Enfant de 14 ans atteint de commotion cérébrale traumatique. Le 5e jour, on débride la région pariétale et l'on constate malgré l'absence de plaie des téguments un épanchement abondant. La jambe droite est un peu engourdie. Le lendemain en palpant la région contusionnée, on provoque des fourmillements dans les membres supérieur et inférieur droits, et la main droite se ferme convulsivement, le pouce en contracture. Trépanation dans la région des circonvolutions motrices ; extraction d'un volumineux caillot. Guérison.

Obs. 9 (résumée). — *Plaie contuse de tête. — Fracture du crâne sans communication avec la plaie. Signes de compression cérébrale. — Hémorrhagie intra-crânienne. — Trépanation. — Guérison.* — ALVAREZ, communiquée par LUCAS-CHAMPIONNIÈRE, à la *Soc. de chirurgie*, novembre 1885.

Le 12 avril, un homme d'environ 25 ans, est ramassé sans connaissance dans la rue et amené à l'hôpital de San-Salvador. On constate l'existence d'une plaie contuse superficielle de un centimètre environ, du côté gauche de la tête. Le malade est dans un coma profond, mais on peut arriver à lui faire dire son nom ; il existe une paralysie du bras droit, de la parésie du membre inférieur du même côté, de la ptosis à gauche, et un strabisme externe à droite. A l'ophtalmoscope : œdème papillaire et péri-papillaire à gauche ; papille normale à droite. Aucun phénomène d'excitation le lendemain. Le surlendemain, l'état est stationnaire, et M. Alvarez porte le diagnostic de compression cérébrale portant sur le 1/3 inférieur de la circonvolution frontale ascendante. Il trépane à ce niveau, loin de la plaie des téguments, et guidé seulement par les notions de topographie crânio-cérébrale, trouve une fissure osseuse, et tombe sur un grand foyer hémorrhagique entre les os et la dure-mère qui présente une dépression sensible au doigt.

Les caillots un peu difficiles à extraire sont chassés par une injection phéniquée forte, et il reste une cavité ellipsoïde que ne vient pas combler la masse encéphalique déprimée ; une hémorrhagie légère dans l'angle gauche de cette cavité, cesse par l'élévation de la tête. Sutures et pansement de Lister, avec drainage profond.

L'anesthésie n'avait pas été employée ; le malade commença à remuer le bras droit, au milieu de l'opération et reprit connaissance à la fin ; les mouvements du bras avaient reparu le lendemain, et ceux de la jambe le surlendemain. Les suites opératoires furent assez simples malgré un érysipèle de la tête survenu le quinzième jour.

Obs. 10. — *Hémorrhagie cérébrale. — Monoplégie crurale. — Attaques épileptiformes. — Trépanation. — Amélioration.* —Lucas-Championnière, *Acad. de méd.*, août 1889.

Un homme de cinquante-trois ans, a eu il y a 20 mois une attaque d'hémorrhagie cérébrale qui lui a laissé de la parésie du membre inférieur droit ; il boite notablement ; un peu de gêne de la parole ; une contracture très marquée de la main droite et surtout des attaques épileptiformes. Celles-ci, loin de s'atténuer avec le temps, allaient en augmentant.

On pouvait affirmer d'après ces symptômes, qu'il existait un foyer d'hémorrhagie vers la partie moyenne de la circonvolution frontale ascendante irritant les centres du bras et confinant aux centres de la parole et aux centres du membre inférieur.

Comme cet homme, en bonne santé générale d'ailleurs, pouvait survivre longtemps avec ces suites de son hémorrhagie, il était indiqué de chercher à arriver sur le foyer pour libérer les parties irritées et comprimées. M. Championnière partageant complètement la manière de voir de M. Letulle, fit l'opération le 7 février 1889 à l'hôpital Saint-Louis, en présence de M. le professeur Lannelongue.

Le malade endormi, il détermina, par son procédé, les points de repère qui servent à tracer la ligne rolandique. Celle-ci tracée, il détermina le champ opératoire de façon que l'ouverture crânienne fut située vers la partie moyenne de la ligne rolandique, empiétant sur la moitié antérieure de la zone motrice. Il fit l'incision en T, plaçant la branche horizontale du T en arrière sur la ligne rolandique.

Une couronne de trépan de 3 cent. de diamètre étant enlevée, avec des pinces gouges, il agrandit l'orifice, jusqu'à lui donner tout près de 70 millim. sur 40.

Il ouvrit alors la dure-mère qui était assez adhérente à l'arachnoïde, et découvrit la grande veine qui remplit le sillon de Rolando. En avant de cette veine était une sorte de membrane opaline, résultant de la fusion de l'arachnoïde et de la pie-mère, et recouvrant un foyer ancien d'hémorrhagie cérébrale qui occupait la substance de la frontale ascendante. La paroi de ce foyer fut excisée avec soin, de façon à l'ouvrir très largement ; les débris couleur de rouille qui l'occupaient furent enlevés et le foyer fut nettoyé très exactement, lavages avec une solution d'acide phénique au vingtième et une solution de sublimé au millième.

Il mit sur la dure-mère un point de suture au catgut pour en rapprocher les bords sans violence et la plaie fut refermée par dix-sept points de suture au crin de Florence. Un seul drain.

La durée de l'opération assez minutieuse avait été de une heure et quart.

Les suites furent extrêmement simples ; sauf des vomissements chloroformiques abondants.

Le 10 au matin, il eut une attaque épileptiforme de courte durée ; cela détermina à retirer immédiatement le drain ; c'est une pratique habituelle de M. Championnière.

Dès le lendemain de l'opération, la contracture de la main droite avait cessé. La puissance aussi était revenue dans une large mesure.

Aussitôt que le malade put marcher, on trouva la marche beaucoup plus facile.

La parole était plus claire, l'intelligence beaucoup meilleure.

Ces résultats se maintinrent. La dernière attaque a eu lieu le 7 avril. Si l'on songe que les attaques d'épilepsie avant l'opération étaient devenues très fréquentes et se présentaient au moins tous les quinze jours, on peut considérer que ces quatre mois sans aucune attaque constituent un résultat thérapeutique important et qu'il est impossible d'admettre une amélioration passagère. C'est bien là un succès définitif d'une opération.

OBS. 11 (résumée). — *Pachyméningite hémorrhagique. — Traumatisme. — Hémiplégie et aphasie. — Trépanation. — Mort.* — GRAINGER STEWART. *Brit. med. Journ.*, avril 1887, p. 877.

Homme de 44 ans. Chute sur la tête 1er janvier 1887, aucun accident immédiat, mais céphalée persistante pendant les 8 jours qui suivent. Bientôt après, sensation de faiblesse qui va s'accentuant au point d'empêcher la marche et de gêner la station debout. A l'examen, parésie des membres inférieurs sans anesthésie, réponses embarrassées, intelligence déprimée, vue conservée, mais pupilles inégales ; névrite optique double à l'ophtalmoscope. On diagnostique une contusion du cervelet, avec contre-coup sur les lobes frontaux.

29 février, hémiplégie droite et aphasie, on se décide à trépaner. L'opération est faite au point correspondant à la troisième circonvolution frontale gauche. Une fois la dure-mère sectionnée, un flot de sérosité brune, puis rougeâtre s'échappe par la plaie, il en coule 6 onces environ. L'introduction

du doigt fait reconnaître une sorte de pseudo-kyste inclus entre la dure-mère et l'arachnoïde. Il y avait donc eu pachyméningite hémorrhagique.

Immédiatement après la trépanation, la parole et l'intelligence reviennent, l'hémiplégie est moindre. Mais 50 heures après, la céphalée reparaît avec un frisson fébrile ; l'intelligence de nouveau se trouble, et des signes d'encéphalite se réveillent, avec l'hémiplégie récurrente. Le malade retombe dans le coma interrompu par des convulsions. Mort le 6 mars.

A l'*Autopsie* : pachyméningite fibrino-hémorrhagique ; inflammation sous-jacente de la pie-mère ; infiltration de pus dans la scissure sylvienne gauche, et ramollissement cortical des circonvolutions.

Obs. 12 (résumée). — *Traumatisme. — Paralysies. — Trépanation. Hématome sous-méningé. — Guérison.* — ARMSTRONG. *Journ. of Americ. med. Associat.*, juin 1887, p. 679.

Georges Jones, 53 ans, est frappé le 27 février 1887, par une brique, au-dessus du bord extérieur de la paupière gauche ; plaie légère sans dénudation du crâne, guérie le 14 mars.

Le 18 avril, le malade s'aperçoit qu'il traîne le pied droit, puis le bras droit se prend, et les troubles moteurs s'accentuent dans le côté entier ; des frissons surviennent chaque matin, indiquant de la septicité ; de la névrite optique se développe dans chaque œil.

Le 1er mai, on place une couronne de trépan au-dessous de la portion supérieure de la circonvolution frontale ascendante. On ne trouve point de fracture de la boîte crânienne ; la dure-mère est colorée, sombre ; une seringue hypodermique permet de retirer du sang brun sombre ; la dure-mère est incisée, le liquide évacué, la plaie drainée ; l'hémiplégie disparut et la guérison se fit rapidement. Le 8 mai, le malade se promenait.

Le liquide évacué était du sérum coloré en brun, avec des corpuscules rouges décolorés.

Obs. 13 (résumée). — *Plaie pénétrante du crâne. — Aphasie. — Hémiplégie. — Épanchement sanguin. — Trépanation. — Guérison.* — SCHNEIDER. *Archiv. für klin. chir.* Band XXXIV. Heft 3, 1887.

Un jeune homme de 18 ans, reçoit un coup de couteau dans la région de la tempe ; aphasie immédiate, hémiplégie avec paralysie faciale. La plaie est située au niveau de la troisième circonvolution frontale. Les symptômes de paralysie vont s'aggravant et l'absence de fièvre ayant fait exclure l'idée de méningite, l'auteur pose le diagnostic d'épanchement sanguin intra-crânien. Neuf jours après l'accident, il pratique la trépanation. Il n'y a rien entre la dure-mère et l'os ; mais sous la dure-mère ou trouve un caillot ; celui-ci étant enlevé, un jet de sang, s'élance du fond de la plaie ; il a pour origine la première branche de la cérébrale moyenne. Cette artère est pincée et liée non sans difficulté.

La plaie se réunit par première intention, 3 jours après l'opération, le malade recommence à parler ; 4 semaines après, il s'exprime couramment ; les mouvements des membres reparaissent 2 jours après l'opération, et sont complets le 9e jour. La paralysie faciale a été de plus longue durée, 6 semaines après, elle n'avait pas complètement disparu.

Obs. 14 (résumée). — *Traumatisme. — Hémorrhagie méningée, Trépanation. — Amélioration. —* Howise. *British. med. Journ.* 17 octobre 1885.

H. H., âgé de 10 ans, est admis le 26 juillet 1884, à l'hôpital. Il est tombé de six pieds de hauteur, 18 heures avant son admission.

A l'entrée, il était dans le coma, qui avait débuté 4 heures après l'accident. Les pupilles étaient inégales ; les membres rigides, avec des mouvements convulsifs dans le bras et la jambe droits. Trois heures après l'entrée on fit la trépanation, sur le pariétal gauche, au niveau de l'aire motrice, et on enleva un caillot sanguin volumineux. Comme il y avait encore écoulement de sang, on fit pendant 3 heures la compression de la carotide primitive. Dans la soirée, le malade pouvait remuer le bras et la jambe droits, et il n'y avait plus d'hémorrhagie. Pas de fièvre.

La 21 août, la plaie était fermée, les pupilles égales. En marchant, il tirait la jambe, la droite plus que la gauche. L'épaule droite était tombante, les réflexes normaux, mais il y avait un peu de paralysie faciale gauche. Le 3 septembre, la paralysie du bras et de la jambe droits avait augmenté.

Le 15 septembre. On constatait des contractions toniques dans ces mêmes parties. Le 8 octobre, le bras droit était complètement contracturé et la paralysie faciale gauche bien établie. L'état général était bon et le malade quitta l'hôpital quelques jours plus tard.

Obs. 15 (résumée). — *Chute sur la tête ; pas de fracture. — Hémorrhagie méningée. — Trépanation. — Guérison. — Mort 15 ans plus tard de ramollissement et d'hémorrhagie dans le point primitivement lésé. —* Cock. *Guy's Hospital Reports,* 1842. (Rapportée dans le travail de Jacobson, *loc. cit.*)

J. P., 46 ans, tombé par une trappe, d'une hauteur de 17 pieds. Chute sur la tête. Étourdi par le coup, il reprit connaissance en arrivant à l'hôpital. Hémorrhagie considérable provenant d'une large plaie du cuir chevelu, occupant d'avant en arrière, presque tout le côté gauche de la tête. L'os était à nu sous les lambeaux. Il n'y avait aucune trace de fracture, et pas d'écoulement par l'oreille. Il était dans le collapsus, mais il était facile de l'en tirer; pas de vomissements, pupilles réagissant bien à la lumière. Une heure plus tard, une hémorrhagie profuse le mit dans un état syncopal. Des ligatures, ou la compression des lambeaux, eurent raison de cette hémorrhagie.

Le malade avait toute sa sensibilité et répondait bien aux questions : pas de signes de lésion cérébrale. A minuit il était sorti de son collapsus, et ses pupilles se contractaient normalement. Respiration normale.

Le 4 septembre, deux jours après l'entrée, il se leva de son lit pour satisfaire ses besoins. Aux questions de l'infirmier, il répondit d'une manière incohérente, comme s'il eut été assoupi.

Le 6. La respiration était laborieuse, stertoreuse, il avait des périodes de perte complète de la connaissance, ses pupilles étaient contractées et insensibles. Le pouls était rapide, petit, et à peine perceptible. Les 2 conjonctives étaient injectées et ecchymosées; pas de différence entre les deux yeux. En pinçant le bras et la jambe gauches, on obtenait des mouvements de rétraction de ces membres; mais à droite, les extrémités restaient insensibles à toutes les excitations. Il y avait aussi de la paralysie dans les muscles du côté droit de la face.

Cock fit une incision au niveau de l'angle antérieur et inférieur du pariétal et mit l'os à nu. Il fut impossible de découvrir la moindre trace de fracture. Malgré cela, on enleva à la tréphine, une couronne osseuse à ce niveau.

Après l'extraction de la rondelle, il y eut un flot de sang par l'ouverture, et on trouva au-dessous un large caillot ; par le toucher, on put reconnaître la profondeur de la cavité que le doigt entier ne pouvait atteindre.

La lame interne de l'os ne présentait aucune fracture. Le coagulum fut enlevé, et la plaie soignée avec du lint. La respiration stertoreuse cessa lorsqu'on eut enlevé l'os. Dans le reste de la journée, il y eut un écoulement sanguin peu abondant.

Le 14. Il put reconnaître sa femme, et mouvoir les membres du côté droit.

Jusqu'au 18, le patient fut agité, faible, irritable, répondant bien aux questions, mais retournant vite à ses divagations.

Le 19. L'état était plus mauvais, il y avait de petites contractions dans les muscles de la face, du bras et de la jambe droits. Dans la plaie, il y avait un peu de pus. Langage difficile.

Le 29. Amélioration. Ce malade sort de son apathie, quitte ses manières incohérentes, parle clairement. Les spasmes musculaires ont cessé. Guérison.

Les années suivantes, il y eut de la nécrose de l'os dans le voisinage du point trépané, on fit plusieurs opérations. En définitive le malade mourut 15 ans plus tard hémiplégique.

Obs. 16 (résumée). — *Chute dans une attaque d'épilepsie. — Contusion du côté droit du crâne. — Epanchement sanguin du côté gauche, par rupture de la méningée moyenne. — Pas de fracture. — Trépanation. — Guérison.* — Watson. *Lancet,* 1856 (Rapportée dans l'ouvrage de Jacobson).

G. H..., âgé de 27 ans, fut pris le 18 avril, d'une attaque d'épilepsie, ce qui lui arrivait assez souvent. A son réveil, il se trouva dans l'état habituel après ces sortes d'attaques. En quelques minutes, il avait repris connaissance, répondait aux questions, et marchait bien. Une demi-heure plus tard, on le trouva assoupi, dans un état de stupeur, et complètement insensible. Le pouls restait plein, mais lent. Les pupilles étaient dilatées et immobiles, la peau chaude, les selles involontaires. La tête fut rasée et examinée avec soin. Il n'y avait aucune trace de fracture, mais du côté droit on avait de la contusion du cuir chevelu.

Vésicatoire sur cette région, calomel à l'intérieur. Dans la soirée, le côté droit était complètement paralysé.

Pendant 3 jours il n'y eut aucune amélioration. On songea à une rupture vasculaire, et à une compression par un extravasat sanguin.

La trépanation fut faite du côté gauche, au niveau du passage de la méningée.

Entre l'os et la dure-mère, on trouva un caillot sanguin qui fut enlevé.

Deux heures plus tard, la connaissance était revenue, le malade parlait facilement, et la paralysie avait disparu.

Quelques jours plus tard la plaie était fermée, et le malade ne souffrait plus de la tête. La guérison fut complète.

Obs. 17 (résumée). — *Hémorrhagie cérébrale. — Monoplégie brachiale. — Opération. — Guérison.* — W. Mac Ewen. *British medical Journal,* 11 août 1888.

En 1883. Un malade entre avec une monoplégie brachiale, on diagnostique avec ce seul symptôme le point de la lésion, et à l'opération, on trouve la lésion siégeant dans la substance blanche de la région motrice, vers la partie moyenne des circonvolutions ascendantes. Il s'agissait d'une extravasation sanguine dans la substance cérébrale, entourée d'une zone d'encéphalite, et amenant la compression du centre moteur en question. L'ablation fut faite, et la guérison survint rapidement et complètement.

OBS. 18 (résumée). — *Hémorrhagie intracrânienne diagnostiquée par les seuls symptômes moteurs. — Guérison.* — W. MAC EWEN. *British medical Journal*, 11 août 1888.

Ce cas fut observé en mai 1883. Les localisations de cette hémorrhagie intracrânienne d'origine traumatique, furent placées, d'après les symptômes moteurs, au niveau de la base des circonvolutions ascendantes. Il n'y avait aucun signe extérieur, aucune trace de traumatisme qui pût servir de guide. L'opération eut lieu et le patient guérit complètement.

OBS. 19 (résumée). — *Traumatismes. — Symptômes moteurs comme seuls guides de localisation. — Hémorrhagie subdurale. — Guérison.* — W. MAC EWEN. *British medical Journal*, 11 août 1888.

Enfant qui avait fait une chute six jours auparavant, contusion légère de la face et de la tête, accompagnée de quelques troubles mentaux. Au bout de 48 heures, l'amélioration était telle, que ses parents eurent beaucoup de peine à l'empêcher de quitter le lit.

Le 6e jour, il eut une série de convulsions classiques, débutant par le côté gauche de la face, pour gagner le bras gauche et la jambe gauche, sans perte de connaissance. Il restait ensuite une parésie de ces parties, sans modifications de la sensibilité. Le jour suivant, mêmes convulsions dans un ordre identique, mais en dernier lieu, il y eut généralisation et perte de connaissance. Ces phénomènes dénotaient une lésion dans le côté droit du cerveau, vers la partie moyenne et inférieure des circonvolutions ascendantes, c'est-à-dire au niveau des centres de la face et du bras, par lesquels débutaient les attaques. Il s'agissait sans nul doute d'une lésion initiative, comme par exemple une épine osseuse enfoncée dans le cerveau, ou une pression de la surface. Il ne devait pas y avoir de lésion destructive, comme on en trouve après les violentes contusions du cerveau. Après les soins préliminaires et l'incision du cuir chevelu, on découvrit une fissure près de la scissure coronale. Une couronne de trépan fut appliquée un peu en arrière de la ligne auriculo-brégmatique, à moitié chemin entre le vertex et le méat auditif. Ce point correspondait à l'extrémité postérieure de la fissure. Après l'ablation de la rondelle osseuse on ne trouva pas une goutte de sang entre l'os et la dure-mère ; l'ouverture de celle-ci donna passage à deux onces de sang fluide, et à un caillot. L'antisepsie fut rigoureusement observée et le malade guérit rapidement. Il n'y eut plus de nouvelles attaques, et la paralysie disparut graduellement.

Obs. 20. — *Hémorrhagie méningée, hémiplégie.* — *Trépanation.* — *Ablation de caillots.* — *Guérison.* — (Personnelle et inédite), recueillie dans le service de notre excellent maître, le Dr PEYROT.

Le nommé E..., âgé de 30 ans, camionneur, est apporté dans le coma, à l'hôpital Lariboisière, le 1er novembre 1888.

Le malade a d'excellents antécédents.

Le 1er novembre, il fit une chute du haut du siège de sa voiture sur le pavé, et se contusionna fortement le côté droit de la voûte crânienne.

Après un moment d'étourdissement, il put se relever et marcher pendant un quart d'heure pour rentrer à son domicile. A peine arrivé, il tomba sans connaissance et fut apporté dans cet état à l'hôpital.

Le 2 novembre, lorsqu'on l'examine, on constate une hémiplégie gauche presque complète, le membre inférieur a conservé encore quelques mouvements, le facial est paralysé. La sensibilité est normale ou un peu diminuée ; le sens musculaire est conservé ; il y a conservation des réflexes. Il n'y a pas de troubles sensoriels, pas de déviation conjuguée ; les pupilles sont normales. La langue tirée au-dehors se meut difficilement et a de la tendance à se porter à gauche ; la luette n'est pas déviée.

Le malade s'exprime difficilement, bredouille, fait peu attention à ce qu'on lui demande, mais on peut cependant en tirer quelques réponses précises. Il n'y a pas de troubles respiratoires ; la miction et la défécation sont normales.

L'exploration digitale de la voûte crânienne, à travers le cuir chevelu qui est intact, ne permet de constater aucun enfoncement ; mais on trouve un point douloureux à droite, vers la partie moyenne et antérieure du pariétal, sur une étendue de 4 à 5 cent. carrés. Cette douleur est aussi spontanée. Il n'y a pas d'ecchymose, pas d'hémorrhagie par le nez, la bouche ou les oreilles.

Le 5. Les phénomènes généraux s'accentuent ; l'hémiplégie est complète.

Le 10. Léger œdème des téguments épicrâniens au niveau du pariétal droit, et dans les parties déclives. Respiration normale. Température, 37°,5. Pouls 75.

Le 13. Le D. Peyrot après avoir diagnostiqué une compression cérébrale par des caillots sanguins provenant d'une déchirure de la méningée moyenne, se décide à intervenir.

Le malade est rasé, et le sillon de Rolando est déterminé suivant la méthode de Championnière.

Pendant l'anesthésie, le malade étant à peine endormi, il se produit une attaque épileptiforme dans tout le côté gauche, surtout au membre supérieur et à la face. Grincement de dents, opposition du pouce, quelques mouvements du coude et de l'épaule. L'accès dure une minute à peine.

Lavage antiseptique, et incision cruciale au siège de la douleur qui correspond environ à la partie moyenne de la scissure rolandique. Les téguments réclinés permettent d'apercevoir une fêlure verticale dont la partie supérieure s'arrête à la ligne médiane, et dont l'extrémité inférieure se dirige vers la base du crâne. Cette fêlure coupe la direction du sillon de Rolando, presque à angle droit.

Une première couronne de trépan est placée à la jonction de la fissure osseuse et du sillon rolandique ; après l'ablation de la rondelle osseuse, on aperçoit un foyer hémorrhagique entre le crâne et la dure-mère. Pour agrandir le champ opératoire, deux autres couronnes sont placées, l'une au-dessus, l'autre au-dessous de la première, suivant la direction de la fêlure. Les bords sont régularisés à la pince coupante, et 3 cuillerées environ de coagulum sanguin, sont enlevées au moyen de la spatule.

Lavage de la cavité, bourrage avec la gaze iodoformée, suture et pansement antiseptique.

Le 13. Pas de fièvre. Le malade s'exprime clairement.

Le 14. La douleur de tête a presque entièrement disparu.

Le 21. Des mouvements volontaires se produisent dans le membre inférieur gauche ; au membre supérieur gauche, mouvements de flexion et d'extension des doigts très évidents ; il y a aussi des mouvements d'opposition du pouce. L'état général est bon.

Le 22. Les mouvements du membre inférieur sont plus faciles. Au membre supérieur, on observe de plus, des mouvements faciles d'adduction ; à la face la paralysie persiste.

Il est intéressant de remarquer dans quel ordre se fait la récupération des mouvements : jambe, bras, face en dernier lieu. Les parties supérieures de l'hémisphère sont décomprimées les premières, tandis qu'une certaine quantité de liquide a dû s'accumuler dans les parties déclives.

Le 25. Le premier pansement est fait, on enlève les fils, et la gaze iodoformée bourrant la plaie ; la réunion primitive s'est faite, excepté au niveau du point de réunion des incisions cruciales.

A partir de ce moment, les mouvements reviennent plus rapidement ; on emploie l'électricité pour entretenir la contractilité musculaire.

Le malade sort le 25 décembre. La guérison est obtenue, mais il y a des contractions moins énergiques du côté gauche. Au dynamomètre, la main droite donne 90 k. et la main gauche 50 k. seulement.

II. — Tumeurs cérébrales.

Obs. 21. — *Syphilis ancienne. — Monoplégie brachiale. — Crises épileptiformes. — Trépanation. — Ablation d'une gomme de la dure-mère. — Guérison. —* Arthur Raunie et William. *British med. Journ.,* 19 mai 1888.

Nègre, âgé de 35 ans, atteint de syphilis tertiaire. Depuis 18 mois, il souffrait de céphalalgies violentes qu'il localisait aux régions frontale et pariétale droite. Avec cette douleur qui était intermittente, existaient, une sensibilité particulière du cuir chevelu de ces régions, et un écoulement de l'oreille droite. Ces deux derniers symptômes alternaient avec les maux de tête. L'écoulement était ordinairement aqueux et peu abondant, parfois, il devenait épais, jaunâtre, désagréable; il était dû, d'ailleurs à un catarrhe du conduit externe, car il n'y avait pas trace d'affection de l'oreille moyenne, ou du conduit osseux. Il y avait également des bourdonnements et des bruits divers dans l'oreille, des hallucinations de la vue et des cauchemars.

L'état mental était atteint, et depuis un an, semblait surtout caractérisé par un état d'exaltation. Le traitement consista en fortes doses d'iodure et de bromure, associés aux ferrugineux. Au bout d'un mois, le patient considérablement amélioré, demanda à quitter l'hôpital.

On le reçut de nouveau le 5 juin 1887, à minuit. Il avait eu une attaque avec perte de connaissance, dont il se releva rapidement. Il semblait à cette époque, un peu hébété, mais à part cela, rien d'intéressant. On redonna l'iodure et le bromure. Le 7 juin, nouvelle attaque dont je fus témoin. La commissure gauche de la bouche était rétractée et élevée, il y avait une déviation conjuguée de la tête et des yeux à gauche. Le membre supérieur gauche en adduction, l'avant-bras ployé à angle droit, le poignet courbé, et les doigts fléchis dans la paume de la main. Le membre inférieur dans l'extension rigide; le bras droit relevé par dessus la tête, et fléchi sans raideur; la jambe droite étendue et contracturée, comme pendant une attaque tonique.

Puis il y eut une phase classique, mais seulement dans le bras gauche et la face du même côté; la jambe gauche était très légèrement atteinte, mais il n'y avait rien du côté droit. A la face, du côté gauche, les mucles les plus affectés étaient l'orbiculaire des paupières, et les muscles releveurs et rétracteurs des commissures. Pendant ce temps, dilatation légère et égale des deux pupilles. Les spasmes classiques durèrent près d'un quart d'heure et furent réprimés par l'administration d'hydrate de chloral. A la fin de l'attaque, lorsque le patient eut recouvré connaissance, il put exécuter des mouvements du côté droit ; mais on trouva de la parésie des muscles du côté gauche de la face et du bras gauche. Le membre inférieur gauche était aussi parésié, mais à un degré bien moindre. Léger ptosis de la paupière supérieure gauche.

Le 8 juin, le Dr Williams, appelé en consultation, pense qu'il est nécessaire d'opérer pour enlever une lésion probablement syphilitique des centres du bras et de la face, dans l'hémisphère droit.

L'opération fut faite le 9 juin, par le Dr Williams.

La température, avant l'opération, était de 101° F. et le malade se plaignait grandement de douleurs au niveau de l'éminence pariétale droite.

Le point choisi pour l'application du trépan correspondait à la circonvolution frontale ascendante. Avec un trépan de un pouce de diamètre, on fit une ouverture au crâne qui fut trouvé plus irrégulier et plus dense qu'à l'état normal. La dure mère était épaissie, et son ouverture donna issue à quelques grammes d'un liquide purulent, provenant du centre d'une petite gomme dégénérée de la dure-mère. Comme le mal semblait s'étendre en arrière, on appliqua une deuxième couronne de trépan, et une demi-circonférence osseuse fut enlevée sur le bord postérieur de la deuxième ouverture.

Plus tard, on vit que cela n'était pas nécessaire, car la lésion était bien localisée, et ne dépassait pas de 1/4 de pouce le bord de la première ouverture.

La tumeur et une partie de la dure-mère épaissie furent enlevées. A part une légère inflammation de la membrane sous-jacente, le cerveau paraissait sain à ce niveau. Une petite portion du cerveau fut cependant excisée. La plaie cruciale du cuir chevelu fut réunie, après drainage. Pansement au sublimé. Bonne nuit après l'opération, le malade a une légère attaque, mais dort bien. La douleur disparait, et il ne reste qu'un peu de sensibilité de la région.

Le lendemain, petite attaque limitée aux muscles de la face, mais sans perte de connaissance ; les paralysies ont disparu.

12 juin. Pas d'attaques, mais les signes de paralysie se montrent de nouveau.

Le 16. La température s'élève à 103° F. la plaie est guérie, excepté dans un angle qui laisse écouler un peu de liquide ; on rouvre la plaie, et on draine après avoir retiré un peu de sang décomposé. A partir de ce moment, la température baisse et la guérison survient rapidement.

Obs. 22. — *Épilepsie partielle déterminée par une tumeur céré-
brale siégeant au niveau de la zone motrice. — Trépanation. —
Ablation de la tumeur. — Disparition des accidents.* — PÉAN,
GÉLINEAU et BALLET. *Acad. de méd.*, 29 février 1889.

Jeune homme actuellement âgé de 28 ans, qui fut pris à 22 ans, d'accidents épileptiformes. Les crises dès cette époque se reproduisirent avec une
certaine régularité. Elles survenaient tous les huit ou dix jours environ.

A différentes reprises, elles se rapprochèrent. Ces crises observées avec
grand soin par Gélineau, présentaient, comme nous le verrons plus loin, tous
les caractères de l'épilepsie partielle la plus typique. Pendant plus de cinq
ans, les attaques furent combattues avec un certain succès par le traitement
bromuré.

Mais, au mois de décembre 1888, en dépit de la médication instituée, les
accès allèrent se rapprochant au point de constituer une menace pour la vie.
C'est alors que Gélineau constatant l'insuffisance du traitement médical, et
se basant sur les travaux publiés dans ces temps derniers, pensa qu'il s'agissait d'une épilepsie jacksonienne, causée vraisemblablement par une tumeur
cérébrale, et qu'il y avait lieu d'agiter la question opératoire.

Le vendredi 7 décembre, nous nous réunissions en consultation, Ballet,
Gélineau et moi.

Depuis 48 heures, le malade était en proie à des accès rapprochés. La
température s'était élevée au-dessus de 40°. Sous nos yeux, F..., eut plusieurs
crises. Chacune était caractérisée de la façon suivante : en premier lieu,
spasme douloureux du gros orteil droit, puis raideur du membre inférieur
correspondant, convulsions toniques, puis cloniques de ce membre, qui se
propageaient ensuite au bras et à la face du même côté. La perte de connaissance ne survenait pas à chaque accès. Lorsqu'elle avait lieu, elle ne se
produisait qu'à une période avancée de la crise. Elle n'en marquait jamais le
début.

Dans l'intervalle des accès qui se succédaient d'assez près, on constatait
un état parésique très net du membre inférieur droit.

D'après ces différents caractères, Ballet n'hésita pas à affirmer qu'on se
trouvait, comme l'avait pensé Gélineau, en présence d'une lésion occupant
le centre moteur du membre inférieur droit ou son voisinage immédiat.
Quant à la nature de la lésion, en l'absence d'antécédents spécifiques ou
tuberculeux, d'une part; étant donné d'autre part, le jeune âge du malade, qui ne permettait guère d'admettre l'hypothèse d'un foyer de
ramollissement cortical, il était à peu près certain qu'on avait à faire à une
tumeur cérébrale. Dans ces conditions, Gilbert Ballet, vint appuyer l'avis
auquel nous nous étions préalablement rangés. Il fut décidé que nous prati-

quérions la trépanation avec ouverture de la dure-mère au voisinage du centre moteur du membre inférieur. L'opération dans notre pensée, devait avoir pour résultat certain de déterminer la décompression de ce centre, et si les circonstances le permettaient, de nous amener à enlever la tumeur dont le siège avait été diagnostiqué.

Les symptômes autorisant à affirmer que cette tumeur siégeait au niveau et au voisinage immédiat du centre moteur du membre inférieur, c'est-à-dire au niveau de la partie supérieure des circonvolutions frontales et pariétales ascendantes gauches, il s'agissait de déterminer le point précis de la cavité crânienne sur lequel devait être appliqué le trépan

En s'en référant aux indications fournies par les données actuellement acquises de topographie crânio-cérébrale, Ballet délimita d'abord l'extrémité inférieure du sillon de Rolando, d'après les données de Lucas-Championnière ; puis, pour avoir la direction exacte de ce sillon, autour duquel sont localisés les centres moteurs ; il en détermina la partie supérieure.

Sur la partie gauche du crâne, en dehors de la suture sagittale, autour et au-dessous de l'extrémité supérieure du sillon de Rolando, Ballet traça une circonférence de la largeur d'une pièce de deux francs environ.

Les téguments du crâne furent incisés à ce niveau, en ayant bien soin de conserver le périoste, qui fut détaché en même temps qu'eux. La couche osseuse fut ensuite enlevée par morcellement, au moyen du polytritome et de la pince emporte-pièce sur le point indiqué. La dure-mère, ainsi mise à nu, était saine ; elle fut incisée crucialement. A peine cette incision était-elle faite, qu'une gouttelette de sérosité louche apparaissait, mélangée au liquide céphalo-rachidien. Au-dessous de la dure-mère, la pie-mère se montra parcourue par une grosse veine qui coupait en deux, dans le sens transversal, le champ opératoire. En examinant avec soin cette membrane, nous vîmes que, en avant, sa transparence était normale, tandis que, en arrière, elle était jaunâtre et un peu bombée.

Elle recouvrait donc, en avant, une circonvolution manifestement normale, tandis qu'en arrière, il nous semblait qu'elle était soulevée par un néoplasme. Nous prîmes alors le parti de l'inciser à son tour, circulairement autour de la portion jaunâtre, et de chercher à la détacher. Nous vîmes de la sorte qu'elle adhérait à une tumeur reconnaissable à sa coloration blanc jaunâtre. Nous enlevâmes cette dernière.

Reconnaissant que son tissu était friable, et voulant de notre mieux ménager le tissu cérébral, nous eûmes à nouveau recours à la méthode de morcellement, en procédant du centre à la périphérie. Nous parvînmes de la sorte à enlever le néoplasme en totalité, sans que la substance cérébrale, dans laquelle celui-ci était comme enchâssé, fût intéressée d'une façon au moins notable. Ce temps de l'opération exécuté, nous pûmes constater la présence d'une cavité formée vraisemblablement par refoulement de la substance grise. La tumeur parut être pour Cornil, qui en examina les fragments, un fibro-lipome développé aux dépens de la pie-mère.

Un drain fut placé dans la cavité laissée par la tumeur, les quatre lambeaux de la dure-mère furent suturés au catgut et ceux du cuir chevelu au crin de Florence. Puis, le tout fut recouvert d'un pansement antiseptique, iodoformé, sublimé.

La plaie se comporta régulièrement, sans suppurer. Huit jours après l'opération, les fils et le tube étaient enlevés. Le dixième jour, la cicatrisation était complète.

Dès le lendemain de l'opération, les crises épileptiques, qui, la nuit précédente, étaient au nombre de 37, diminuèrent, le malade n'en eut plus que 6. Les jours suivants, il y eut encore quelques accès convulsifs, des phénomènes délirants et hallucinatoires, des manifestations parésiques du côté droit. Aucune complication, comme on vient de le voir, n'ayant eu lieu du côté de la plaie, nous pensons que ces divers phénomènes doivent être rattachés à l'irritation de la substance cérébrale résultant des manœuvres nécessitées par l'opération. Elles ont, d'ailleurs, affecté les caractères qu'on attribué à ce qu'on a très justement appelé les *équivalents de l'épilepsie partielle*.

Actuellement, l'opération remonte à deux mois et demi. Le malade, depuis deux mois, n'a présenté aucune manifestation épileptiforme. Il se considère comme guéri. La plaie du tégument du crâne, cela va sans dire, est parfaitement cicatrisée. Il persiste une dépression au niveau du point trépané, mais cette dépression ne gêne nullement le malade.

Obs. 23 (résumée). — *Traumatisme ancien. — Paralysie partielle. — Épilepsie jachsonnienne. — Trépanation. — Kyste. — Pas d'amélioration durable.* — LANGENBUCH. *Berlin. Klin. Wochenschr.*, 1889, n° 13.

Vers l'âge de 3 ans, une fillette fut prise à la suite d'une chute hors de son lit, de convulsions localisées à la moitié gauche de la face et aux extrémités du même côté. Ces accidents ne prirent fin qu'au bout de plusieurs mois.

À l'âge de 5 ans et demi, les mêmes convulsions réapparurent et à partir de ce moment, elles se répétèrent régulièrement toutes les 6 à 8 semaines, en présentant nettement tous les caractères de l'épilepsie corticale. Du côté de la jambe gauche, il existait une paralysie des muscles du péroné.

Il fut impossible de trouver aucune trace de traumatisme à la surface du crâne; les réflexes tendineux et la sensibilité ne présentaient rien d'anormal. La supposition la plus vraisemblable fut qu'il s'agissait d'une lésion siégeant sur un point de la sphère corticale motrice et à droite, dans le voisinage de la scissure de Rolando.

C'est en ce point que fut appliquée une couronne de trépan. Après l'incision de la dure-mère, on trouva dans le tissu de la pie-mère, un kyste qui avait les dimensions d'une noisette et qui exerçait une certaine compression sur l'écorce cérébrale sous-jacente. Le tissu central ne présenta aucune autre altération.

La cicatrisation de la plaie se fit rapidement sans aucun accident; durant 16 semaines, il ne survint plus aucun accès convulsif, mais peu à peu, l'épilepsie primitive réapparut et bientôt les accès se répétèrent plusieurs fois par jour.

Obs. 24 (résumée). — *Attaques épileptiformes débutant par le pouce. — Monoplégie brachiale. — Trépanation ; ablation d'une tumeur tuberculeuse. — Guérison. — Dr* HORSLEY. *British Med. Journal*, 1886. Rapportée in *Arch. de Neurologie*, 1886.

Thomas N..., 22 ans ; a eu plusieurs attaques de pleurésie ; une tante paternelle est morte phtisique.

En janvier 1884, il commença à avoir des crampes dans le pouce et l'index gauche, qui consistaient en une opposition clonique de ces doigts, et qui se répétaient deux fois par jour.

En mars 1884, eut lieu la première attaque grave. Le spasme s'étendait au bras et le malade tombait. Puis survint une série de rémissions, interrompues par des attaques isolées.

Nature des attaques : elles commençaient par une opposition spasmodique clonique du pouce et de l'index gauche, ensuite le poignet, le coude et l'épaule se fléchissaient cloniquement ; alors la face se contractait et le malade perdait connaissance. La main et les yeux étaient tournés à gauche, et le membre inférieur gauche était élevé. Le membre inférieur droit était ensuite pris et enfin le membre sup .ieur droit. La paralysie du membre supérieur gauche succédait souvent à l'attaque. A de fréquents intervalles, le pouce du malade commençait à se contracturer, mais l'attaque pouvait souvent être arrêtée en étendant le pouce, ou en appliquant une ligature. Plus tard, les attaques commençaient souvent par la face.

État actuel. — Force de la main gauche = 45 ; main droite = 85. Les mouvements pouvaient tous s'exécuter de la main gauche. Le pouce gauche était souvent en état de rigidité.

Pas d'altération de la sensibilité, excepté la perte du sens musculaire dans le pouce gauche. Réflexes profonds exagérés dans le membre supérieur gauche. Douleur de tête violente à l'occiput et dans la région pariétale droite. Pas d'altération de la papille.

Diagnostic. — Lésion irritative de nature inconnue, siégeant au niveau du centre du pouce ; c'est-à-dire à l'union du 1/3 inférieur avec le 1/3 moyen des circonvolutions ascendantes.

Opération, le 22 juin 1886. — Le siège de la lésion déterminé par la mensuration, on enleva une large rondelle osseuse. La dure-mère sectionnée, on vit une tumeur siégeant au-dessous d'elle et adhérente. La tumeur faisait une saillie de trois millimètres à la surface du cerveau ; elle était très dure. Elle avait une largeur de douze millimètres, mais comme le tissu cérébral voisin était sombre et livide, il fut enlevé aussi sur une étendue de douze millimètres. Cette manière de faire était justifiée, en ce que la tumeur s'étendait loin sous l'écorce. Le centre de la région du pouce fut enlevé par excision. Ligature de nombreux vaisseaux. Guérison rapide de la plaie, malgré un œdème considérable du cuir chevelu, dû à l'irritation causée par l'emploi du pansement phéniqué.

Le jour suivant : parésie de la face du côté gauche, et paralysie complète du membre supérieur gauche, y compris l'épaule.

Hémianesthésie gauche, perte du sens musculaire dans le bras du même côté.

Depuis, la paralysie s'est améliorée, mais il reste une légère différence dans la force de pression des deux mains. Les attaques ont disparu. La tumeur était de nature tuberculeuse.

Obs. 25 (résumée). — *Attaques épileptiformes. — Paralysie de la main et de l'avant-bras droits. — Parésie de la jambe droite. — Trépanation. — Tumeur cérébrale. — Amélioration.* — Housley. *Brit. Med. Journal*, 1887, p. 863.

W. T., âgé de 37 ans, souffre d'attaques épileptiformes et de paralysie progressive ayant débuté par le membre supérieur du côté droit. Actuellement, la main et l'avant-bras du côté droit, sont complètement paralysés ; au membre inférieur du même côté, la paralysie est incomplète. Quant aux attaques qui toutes commencent par l'indicateur droit, elles ne se sont plus montrées depuis trois mois.

Il y a des maux de tête continuels, mais l'état mental est satisfaisant. On diagnostique une tumeur dans les centres de la main droite, et on trépane à ce niveau. L'ablation de la rondelle osseuse fait découvrir une tumeur qui est complètement enlevée, et pèse 128 gr. La guérison est rapide. Les maux de tête ont disparu, et la paralysie s'est arrêtée dans sa marche progressive ; l'état général est meilleur, mais les troubles de la parole se sont plutôt accentués.

Obs. 26 (résumée). — *Hémiplégie. — Coma. — Attaques épileptiformes. — Trépanation. — Tumeur cérébrale. —Ablation.— Amélioration.* — HORSLEY. *British. Med. Journal.* 1887, p. 863.

J. H., âgé de 38 ans, est atteint de paralysie complète du bras et de la
jambe gauches, et présente souvent des attaques épileptiformes, débutant par
l'épaule gauche.

Pendant les 10 jours qui précèdent l'opération, le malade est dans un état
demi-comateux.

Le diagnostic est : tumeur de l'écorce cérébrale, comprenant la partie
supérieure du centre du bras dans l'hémisphère droit. A ce niveau, on
applique une couronne de trépan, et on enlève un gliome volumineux.
Pansement antiseptique et drain enlevé le deuxième jour La plaie se réunit
par première intention dans une partie seulement, néanmoins la guérison est
vite obtenue.

Pendant 3 mois, les résultats ont été favorables ; on n'a plus constaté d'attaques ; l'état mental est devenu parfait ; la paralysie a été grandement améliorée. Malheureusement des symptômes de récidive sont survenus, et le
malade a succombé au bout de six mois.

Obs. 27 (résumée). — *Attaques épileptiformes. — Paralysie du bras
gauche. — Trépanation. —Ablation de tumeur tuberculeuse. —
Légère amélioration.* —HORSLEY. *Brit. Med. Journal,* 1887, p. 863.

T. W., âgé de 20 ans, était atteint d'attaques épileptiformes débutant par
le pouce, et se renouvelant plusieurs fois par semaine. Il y avait de plus des
spasmes continuels du pouce, et une paralysie incomplète du membre supérieur gauche. Etat mental affaibli ; maux de tête fréquents.

Le diagnostic fut qu'il existait une lésion irritative, probablement une
tumeur, du bord antérieur du centre moteur du pouce. La trépanation fut
faite au niveau du point présumé malade, le 22 juin 1886 ; et une tumeur
tuberculeuse fut enlevée. Pansement phéniqué, et drain qui fut enlevé le
deuxième jour. La réunion eut lieu par première intention.

Pendant trois mois, il n'y eut aucune attaque, plus tard, il y en eut 8, et
depuis le mois de novembre 1886, on n'a rien observé de semblable. L'état
mental ne s'est pas amélioré.

Obs. 28 (résumée). — *Traumatisme ancien. — Attaques épileptifor-*
mes. — Parésie du bras droit et de la face. — Trépan. — Ablation
d'un kyste, et d'une portion de substance cérébrale. — Améliora-
tion. — HORSLEY. *Brit. med. Journal,* 1887, p. 803.

W. G..., âgé de 24 ans, a eu un ancien traumatisme du crâne, et depuis
des convulsions épileptiformes se sont montrées, apparaissant par série, toutes les trois semaines au moins, et accompagnées d'une légère paralysie du
bras droit et de la face.

On suppose que la fracture a aussi intéressé le cerveau, et qu'il existe une
cicatrice irritant la région des centres.

La trépanation est pratiquée le 13 juillet 1886 sur le point lésé qui coïncide avec la région des centres. On enlève un fragment de la table interne,
un petit kyste traumatique, et la substance cérébrale voisine sur une épaisseur de 6 à 8 millimètres.

Pansement phéniqué et drain pendant 2 jours. Depuis, il n'y a eu que trois
petites attaques. L'état mental, très affaibli, s'est amélioré. Les maux de tête
ont disparu.

La paralysie elle-même s'est un peu améliorée.

Obs. 29 (résumée). — *Tumeur syphilitique du lobule paracentral. —*
Ablation. — Guérison. — W. MAC EWEN. *British. med. Journal,*
11 août 1888.

Il s'agissait d'une monoplégie brachio-crurale, sans modification de la sensibilité ; les symptômes moteurs seuls permirent de faire le diagnostic. L'a-
blation d'une tumeur du lobule paracentral, fit disparaître les accidents. Au
bout d'une semaine, le patient pouvait remuer sa jambe ; et un mois plus
tard, il marchait convenablement. En ce moment il peut faire de longues
courses, quoique sa démarche ait l'apparence de celle des hémiplégiques ;
car avant l'opération, il y avait déjà de la contracture du membre.

Obs. 30 (résumée). — *Monoplégie brachio-crurale. — Tumeur*
kystique. — Ablation. — Guérison. — W. MAC EWEN. *British.*
medical Journal, 11 août 1888.

Enfant de 3 ans, qui avait subi un traumatisme huit mois auparavant. Monoplégie complète brachio-crurale, avec rigidité des membres. A l'opération
on trouva un grand kyste sous la dure-mère ; le contenu était clair ; il comprimait les circonvolutions motrices. Il y avait en outre une épine osseuse
détachée de la table interne et enfoncée dans le cerveau. Ces deux lésions
furent enlevées, et la guérison se fit progressivement. L'enfant qui avant

l'opération ne pouvait ni marcher, ni même se tenir debout, peut maintenant courir et se servir de ses mains, quoiqu'il y ait encore un faible degré de parésie dans ces deux organes.

Obs. 31. — *Tumeur du lobe frontal. -- Trépanation. — Guérison.* — W. Mac Ewen. *British medical Journal*, 11 août 1888.

Le malade avait eu antérieurement dans la cavité orbitaire, sous le globe oculaire du côté gauche, une tumeur qui avait été enlevée avec soin et n'avait pas récidivé. La pupille était en état de myosis, il y avait un obscurcissement de l'intelligence, et un affaissement de tout l'état mental. Quoiqu'on pût supposer une tumeur du lobe frontal, les symptômes n'étaient pas assez affirmatifs pour décider l'opération. Quelques semaines plus tard, il y eut une série de convulsions bien observées par l'infirmier. Elles étaient nettement limitées au côté droit, commençant par la face et le bras, et s'y confinant pendant les premières attaques. A la 3e attaque, la jambe du même côté était prise à son tour ; plus tard, il y avait généralisation et perte de connaissance. Ces symptômes indiquaient une extension de l'irritation aux parties moyenne et inférieure des circonvolutions ascendantes, et avec les symptômes antérieurs indiquaient une lésion du lobe frontal gauche. Le trépan fut appliqué à moitié chemin entre les circonvolutions et la partie antérieure du crâne.

A ce point existait un petit nodule de la grosseur d'un grain d'orge ; on appliqua une large couronne de trépan, et l'os enlevé, on découvrit une tumeur de la dure-mère qui comprimait le cerveau. Elle s'étendait assez loin, et il fallut agrandir l'ouverture, pour l'enlever avec soin : elle couvrait les deux tiers du lobe frontal. Les membranes furent enlevées avec le néoplasme. Le patient guérit rapidement et devint apte à gagner sa vie. 8 ans plus tard, il mourut de brightisme, et à l'autopsie, il fut impossible de découvrir le moindre vestige de la tumeur.

Obs. 32 (résumée). — *Épilepsie jacksonnienne provoquée par une lésion en foyer facio-linguale. — Extirpation d'un kyste du cerveau. — Guérison.* — W. Mac Ewen. *Congrès de l'association britannique*, août 1888, et *Bulletin médical*, 1888, n° 64.

Homme de 22 ans. Accès très fréquents (plus de cent en 24 heures) de convulsions épileptiformes avec conservation de la conscience, limitées à la langue, aux muscles de la moitié droite de la face et au peaucier du même côté. Dans les intervalles de convulsions les parties affectées restent paralysées. Ces accidents paraissent consécutifs à une contusion de la tête, survenue il y a 8 ans. L'épilepsie jacksonnienne était évidemment provoquée ici par une

D.   10

lésion irritative de la base des circonvolutions ascendantes, et cette lésion était probablement unique. Les convulsions du peaucier pouvaient s'expliquer par ce fait que le muscle est souvent animé par une branche du facial. On trouva en effet dans la portion inférieure de la circonvolution frontale ascendante, une kyste gros comme une noisette, logé en partie dans la substance corticale, en partie dans la substance blanche et entouré d'une zone étroite d'encéphalite. Le tiraillement de la zone cérébrale pendant l'ablation du kyste, provoqua, bien que le malade fût endormi par le chloroforme, une attaque convulsive localisée exactement aux mêmes muscles qui se prenaient pendant les accès épileptiformes spontanés. Ces convulsions cessèrent après l'extirpation du kyste et ne se renouvelèrent plus. Guérison complète de la plaie sous un seul et unique pansement. Disparition rapide de la paralysie des muscles de la face.

Le malade put reprendre son travail. Ce cas peut servir à la détermination du siège du centre facio-lingual chez l'homme.

Obs. 33 (résumée). — *Spasme protopathique du gros orteil, précédé de phénomènes sensitifs et suivi de paralysie.* — *Tumeur tuberculeuse.* — *Guérison.* — W. Mac Ewen. *Congrès de l'Association britannique*, août 1888. *Bulletin médical*, 1888, nᵒ 64.

Une fillette de 7 ans était sujette à des accès épileptiformes suivis de paralysie. A l'approche de chaque accès, la malade ressentait, dans le gros orteil du pied droit, une douleur intense qui lui arrachait des cris. Cet orteil restait ensuite en hyperextension convulsive tonique pendant environ cinq minutes. Les choses en restaient souvent là, mais souvent aussi survenaient des convulsions cloniques dans les muscles du pied, de la jambe et de la cuisse du côté droit. Ces convulsions s'étendaient parfois au tronc, puis à la moitié droite de la face et au bras droit, et alors la malade perdait connaissance. Malgré la paralysie motrice, la sensibilité cutanée était conservée. De tous ces symptômes, Mac Ewen conclut à une lésion corticale de la partie supérieure de la circonvolution frontale ascendante. La lésion devait être probablement tuberculeuse et partant multiple, attendu que la constitution de la malade et ses antécédents héréditaires, parlaient en faveur de la tuberculose.

En effet, plusieurs tubercules miliaires, disposés le long des vaisseaux, furent trouvés à la partie supérieure des circonvolutions ascendantes, qui, en dehors de ces tubercules, ne présentaient rien d'anormal. Cependant, la palpation attentive du cerveau permit de découvrir à la partie supérieure de la circonvolution pariétale ascendante, un nodule circonscrit, situé dans la profondeur de la substance cérébrale, et l'incision de la couche corticale dans cette région, mit à nu une tumeur tuberculeuse, grosse comme une noisette, et qui se laissa facilement extirper. La malade fut prise après l'opération, de secousses convulsives dans le côté droit, surtout dans les muscles du bras et de la jambe ; secousses qui durèrent pendant huit jours, pour disparaître ensuite graduellement. L'enfant jouit maintenant d'une santé excellente. Les phénomènes sensitifs intenses, produits par cette lésion, viennent à l'appui à l'opinion de Gowers, qui croit que les parties comprises dans la sphère dite motrice, ont une fonction à la fois motrice et sensitive. La localisation des mouvements du gros orteil dans la partie supérieure de la circonvolution frontale ascendante n'est pas démontrée par cette observation, attendu qu'une tumeur fut trouvée également dans la partie supérieure de la circonvolution pariétale ascendante. La lésion, dans sa totalité, peut être localisée dans ce cercle que Beevor et Horsley placent dans la partie supérieure des circonvolutions ascendantes.

Obs. 34 (résumée). — *Traumatisme ancien. — Contractions spasmodiques du bras gauche. — Paralysie du membre supérieur gauche. — Parésie du membre inférieur. — Trépanation. — Gliome. — Ablation. — Mort.* — Hugues Bennett. *British med. Journal,* mai 1885.

Un fermier, âgé de 25 ans, vient consulter l'auteur en octobre 1884 pour une paralysie du bras gauche. D'une bonne santé jusqu'en 1881, il avait été frappé fortement à cette date, par une pièce de bois qui lui avait contusionné le côté gauche de la tête ; il s'en était suivi une perte de connaissance de quelques instants. Un an plus tard, il avait commencé à se plaindre de céphalées, de fourmillements de la face et de la langue (du côté gauche). Bientôt étaient survenues des contractions spasmodiques de ce côté, puis des fourmillements du bras gauche, suivis d'un affaiblissement de la motilité de ce membre. Des sensations analogues de fourmillements commençaient à se faire sentir à la jambe gauche.

Lors de l'examen, il avait une paralysie complète du bras, une légère parésie de la jambe gauche, une notable déviation de la langue. La vision était conservée, mais il existait une double névrite optique. Les réflexes tendineux étaient exagérés du côté malade. Enfin il existait une céphalée habituelle et des vomissements accidentels.

Ces symptômes firent diagnostiquer une tumeur cérébrale corticale, localisée au voisinage du tiers moyen de la scissure de Rolando. En raison des douleurs intolérables du patient, et de la marche progressive de la tumeur, une opération fut proposée et acceptée par le malade. Le 25 novembre, Godlee trépana le crâne, et mit à nu après incision de la dure-mère, la circonvolution pariétale ascendante. On trouva, au point soupçonné, un gliome qui fut complètement enlevé au moyen de la curette de Volkmann. Une abondante hémorrhagie se produisit, qui fut arrêtée par le galvano-cautère, la plaie fut suturée et pansée antiseptiquement. Quatre jours après, le malade était remarquablement bien. Les vomissements, la céphalée, les convulsions avaient cessé, l'intelligence était intacte, le pouls normal.

Mais la plaie prit bientôt une odeur putride, et il se fit une hernie du cerveau qui devint graduellement de la grosseur d'une orange.

Malgré cela, l'état général restait satisfaisant. Au bout de 21 jours de cette situation, le malade fut pris de frissons, de symptômes de méningite, et il mourut une semaine après le début de ces accidents. L'autopsie fit voir que la méningo-encéphalite était restée localisée au pourtour de la plaie cérébrale.

Obs. 35 (résumée). — *Gomme syphilitique. — Trépanation. — Mort.* — Kellock Barton. *Annals of Surgery*, janvier 1889.

Une femme de 30 ans avait une nécrose syphilitique du frontal; en même temps existaient des signes de compression du cerveau, troubles de motricité, d'idéation, etc. A l'aide du trépan, on retire l'os nécrosé : en arrière, la dure-mère est jaunâtre, tendue; on l'incise et on tombe sur une gomme syphilitique qu'on enlève avec une curette; cette tumeur siégeait sur la partie supérieure du lobe antérieur, et avait le volume d'un petit œuf.

Après une amélioration sensible des troubles antérieurs à l'opération, il se produisit une hernie du cerveau qui entraîna la mort, 27 jours après l'opération.

A l'autopsie, inflammation aiguë du lobe frontal et de la dure-mère.

Obs. 36 (résumée). — *Traumatisme ancien. — Paralysie du poignet. — Attaques épileptiformes. — Trépanation. — Ablation d'un kyste et d'une portion de la substance cérébrale. — Guérison.* — W. Keen.

Jeune homme de 25 ans, qui fit, il y a 18 mois, une chute sur la tête, à la suite de laquelle il eut une fracture du côté droit. Au moment de l'opération qui fut pratiquée le 12 avril 1888, le malade portait à l'endroit de sa fracture, une dépression de six centimètres, située au-dessus des circonvolutions placées à l'arrière de la scissure de Rolando; il était atteint d'une paralysie du poignet et de la main gauche, et avait eu quatre attaques d'épilepsie. Le chirurgien fit une incision de 10 centim. de long, une autre de 5 centim. en largeur. Il enleva le fragment osseux compresseur, ainsi que la dure-mère qui était altérée, et qui tenait fixé à sa partie inférieure, un petit fragment osseux. La substance cérébrale fut trouvée altérée suivant toute la longueur de la cicatrice, et portait à sa partie postérieure, un petit kyste. Environ deux cuillerées à café de substance cérébrale furent enlevées.

La plaie était réunie le troisième jour; le cinquième, le malade se levait, et le septième jour, il se promenait en parfait état.

La dure-mère ayant été enlevée, le disque osseux provenant de la trépanation, ne pouvant être mis en contact avec la substance cérébrale, fut fixé à la partie interne du lambeau par une ligature au catgut, qui traversait le disque osseux, préalablement perforé en deux endroits. Le temps seul pourra indiquer si le disque a repris sa vitalité, et si les attaques d'épilepsie ont complètement disparu.

M. Keen a employé avec succès la cocaïne comme hémostatique, appliquée en solution directement sur les parties saignantes.

Obs. 37 (résumée). — *Épilepsie jacksonnienne. — Trépanation. — Guérison.* — Keen. *Internat. Journ. of the med. sciences,* 4 novembre 1888.

Malade de vingt ans, devenu épileptique à l'âge de 13 ans, à la suite d'une chute. Les attaques identiques entre elles, évoluaient de la façon suivante : elles commençaient par le bras et les doigts gauches; le pouce et les doigts devenaient rigides, et se mettaient dans l'extension, écartés les uns des autres. Les deux jambes étaient ensuite prises de convulsions, mais la gauche l'était avant la droite, et se croisait au-dessus d'elle. Enfin la face se convulsait à son tour, et la bouche se déviait à gauche. Les attaques duraient de une à dix minutes.

Le Dr Keen voyant que les accès commençaient toujours par la main gauche, pensa que le centre des mouvements de cet organe était lésé, et l'opération fut décidée.

Il appliqua sur la droite du crâne une couronne de trépan de trois centimètres; après avoir écarté les méninges qui n'avaient rien d'anormal, il mit à jour trois circonvolutions, qu'il ne put reconnaître exactement, mais que les données topographiques lui indiquaient comme voisines du sillon de Rolando. Pour déterminer leurs fonctions, il eut l'idée de recourir à la faradisation. Il toucha d'abord les deux postérieures, et quoique le courant fût énergique, il n'obtint aucun résultat. Mais lorsqu'il toucha la plus antérieure, on vit la main se mouvoir; le poignet se mit dans l'extension, tantôt directe, tantôt latérale du côté du pouce, suivant le point où l'on touchait; les doigts étaient étendus et écartés les uns des autres.

Bien que le point ainsi touché ne présentât rien d'anormal, on se décida à l'exciser, partie aux ciseaux, partie avec le bistouri. Pendant l'excision, il n'y eut aucun mouvement.

Le courant faradique appliqué de nouveau sur le même point, ne donna lien à aucun mouvement. L'opération dura une heure et quart. Immédiatement après, il y eut une attaque d'épilepsie dans laquelle la main resta inerte. Cette attaque fut courte. Une autre survint un peu plus tard. Revenu à lui, le malade ne manifesta aucun trouble mental, mais la main gauche était paralysée. Trois mois après l'opération, il commençait à remuer la main, et les attaques étaient devenues très rares et très légères.

OBS. 38 (résumée). — *Tumeur cérébrale. — Attaques épileptiformes. — Hémiplégie. — Aphasie. — Trépanation. — Guérison. —* KEEN. *International Journal of the med. sciences,* nov. 1888.

Il s'agit d'un homme de 36 ans, qui avait fait dans son enfance une chute sur la tête. Il eut grand'peine à se remettre et son intelligence se développa très irrégulièrement.

Il avait de la céphalalgie frontale depuis longtemps, lorsqu'en février 1885, il eut une première attaque d'épilepsie suivie d'attaques répétées deux ou trois fois par semaine. La céphalalgie devint plus intense. En avril, il fut pris d'hémiplégie droite qui atteignit d'abord le bras, puis la jambe, et enfin la face. En même temps, il devint aphasique. Un peu d'amélioration fut obtenue par l'emploi de l'iodure de potassium, de l'arsenic et de purgatifs.

En 1886, le malade éprouva une altération marquée des facultés de l'esprit ; il devint irritable et chagrin. La même année, il devint sourd de l'oreille gauche ; mais depuis l'enfance, il avait l'oreille droite mauvaise, et l'examen local permit d'attribuer cette surdité, non à une cause cérébrale, mais à un épaississement du tympan.

Le diagnostic fut : compression du lobe cérébral gauche dans la partie antérieure et probablement au niveau de la troisième circonvolution frontale. Mais il n'était pas possible de dire s'il s'agissait d'une tumeur, d'une exostose ou d'une simple pachyméningite.

Le malade fut opéré sur sa demande.

L'opération fit découvrir une tumeur cérébrale énorme, pesant plus de 90 gr., et déplaçant soixante-dix c. c. d'eau.

Comme dimensions, elle mesurait 7 cent. sur cinq. Il fallut ouvrir largement le crâne pour l'enlever. L'ablation fut facilitée par ce fait qu'elle n'avait pas d'adhérences avec la masse cérébrale. Il s'agissait d'un fibrome, adhérent à la dure-mère.

La cicatrisation fut retardée par divers accidents, tels que hernie du cerveau, complications inflammatoires ; mais enfin la guérison se produisit. L'aphasie disparut, la paralysie devint nulle, les mouvements reparurent et la face reprit sa régularité.

Au bout de deux mois, le malade était dans un état physique et intellectuel satisfaisant.

Plus tard, il y eut une attaque épileptiforme, mais elle fut de courte durée et ne se reproduisit plus.

Obs. 39 (résumée). — *Traumatisme ancien.* — *Cécité.* — *Hémiparésie.* — *Trépanation.* — *Tumeur cérébrale.* — *Ablation incomplète.* — *Pas d'amélioration.* — Heath. *Lancet*, 1888, p. 671.

Jeune homme de 20 ans, alcoolique et sujet à des accès épileptiques depuis 1883. A l'âge de six ans, il reçut un coup sur la tête qui lui fit perdre connaissance, et il en a reçu un autre à Noël 1886, qui l'a rendu aveugle de l'œil droit. Il se plaignait d'un mal de tête constant au-dessus du crâne. On a constaté une atrophie du disque optique du côté droit, avec un commencement d'atrophie du côté gauche. L'odorat manquait aussi du côté droit. Les traits étaient tirés à droite. Le bras et la jambe gauche étaient beaucoup plus faibles que les membres correspondants. On a diagnostiqué une maladie de la partie supérieure de la circonvolution frontale ascendante, où il y avait un point sensible à la pression, un pouce et demi en arrière de l'angle externe de l'os frontal, deux pouces plus haut que le zygoma.

Le 13 octobre, M. Heath a trépané sur cet endroit et après avoir enlevé le fragment d'os, il a vu de la matière cérébrale d'une couleur plus foncée que d'habitude. Il l'a incisée, et après avoir élargi l'ouverture, il a trouvé une tumeur irrégulière assez profondément située et adhérant à la base de la fosse antérieure. Ne pouvant l'enlever en entier, on a abandonné l'opération et appliqué un pansement antiseptique. Les jours suivants, il s'est produit une hernie cérébrale dont on a enlevé une partie. Le 20 novembre, la vue avait tellement baissé, que le malade ne pouvait plus compter les doigts qu'on lui montrait. Treize mois après l'opération, la cécité était à peu près complète. Il peut sentir le camphre des deux narines, mais le bras gauche est toujours paralysé. La santé générale était bonne, mais les accès sont plus fréquents que jamais.

Obs. 40. — *Tumeur cérébrale.* — *Aphasie.* — *Paralysies.* — *Attaques épileptiformes.* — *Trépanation.* — *Récidive.* — *Mort.* — Fischer (de Breslau). *Communication au Congrès allemand de Chirurgie*, 1889.

L'affection commença à se manifester chez un homme de trente-sept ans, par des vertiges qui se terminèrent par une attaque épileptiforme. Puis le bras droit se paralysa en même temps que se montra une violente céphalalgie à gauche. Le traitement spécifique ne donnant rien, l'état s'aggravant, de l'aphasie s'ajoutant à la paralysie déjà indiquée ainsi que de la parésie du membre inférieur droit, on se décida à trépaner au niveau de la frontale ascendante.

On ne trouva aucune trace de tumeur ; malgré cela, il y eut une amélioration notable. Cependant, quelque temps après, les symptômes reparurent de nouveau avec plus d'intensité : paralysies motrices du bras et de la jambe droits. Aphasie, épilepsie jacksonnienne, céphalée très violente. Le malade réclama avec instance une seconde intervention. Celle-ci lui fut accordée. Le chirurgien rouvrit la cicatrice de la première trépanation, et aussitôt apparut une masse rouge, conique, qui se prolongeait à droite dans le cerveau, et qui fut autant que possible enlevée avec les doigts. L'hémorrhagie fut abondante. Le pansement consista à tamponner avec de la gaze iodoformée, puis à appliquer un bandage compressif.

L'opéré guérit, les accidents s'amendèrent ; mais au bout de deux mois, il recommença à se plaindre, et une tumeur fit saillie à travers la plaie du trépan ; elle avait repullulé sur place ; on ne fit plus rien, la mort arriva peu de temps après, et l'autopsie montra que la récidive était partie de la dure-mère. Cette observation montre la difficulté qu'il peut y avoir, même un néoplasme existant, à le découvrir dans la masse cérébrale.

• Obs. 41 (résumée). — *Dégénérescence kystique de la pie-mère.* — *Trépanation.* — *Guérison.* — Zenenko. *Troisième Congrès des médecins russes, à St-Pétersbourg,* janvier 1889.

Sujet syphilitique, chez lequel on trouvait des symptômes d'excitation de la couche corticale du cerveau par compression. Après la trépanation, on trouva une dégénérescence kystique de la pie-mère. Les parties malades furent enlevées. Résultat très satisfaisant.

Obs. 42 (résumée). — *Tumeur cérébrale.* — *Attaques épileptiformes.* — *Hémiparésie.* — *Trépanation.* — *Guérison.* — Weir et Seguin.

Malade n'ayant présenté ni syphilis ni alcoolisme. A la suite d'un accès de fièvre intermittente, il avait ressenti une violente céphalalgie, et avait éprouvé dans la tête et dans le cou des contractions spasmodiques qui produisaient une rotation de la tête vers la droite. Il n'y avait rien eu dans les membres. Pendant les 2 années suivantes, il y eut deux attaques semblables. Enfin il eut une attaque épileptiforme type avec perte de connaissance et morsure de la langue.

Ces attaques se renouvelèrent et en nombre toujours croissant ; les mouvements spasmodiques étaient limités au côté droit, où ils affectaient la face, le bras et la main. Le traitement par le bromure de potassium n'amenda point la maladie. Au bout d'un certain temps, il survint de l'hémiparésie droite. La langue fut un peu déviée à droite, la parole embarrassée, traînante.

Après un examen minutieux, on diagnostiqua une tumeur cérébrale siégeant dans l'hémisphère gauche, située surtout dans la région du centre des mouvements de la face, et en partie dans celle du centre des mouvements du bras. L'opération fut décidée, le Dr Weir fit au crâne dans la région indiquée, une ouverture de sept centimètres sur cinq. La surface cérébrale mise à nu, ne présenta de prime-abord rien d'anormal. Le chirurgien y passa le doigt en augmentant peu à peu l'intensité de la pression. Il commençait à croire à une erreur de diagnostic, lorsque soudain, une pression encore plus forte lui fit sentir une résistance marquée dans la profondeur, au-dessous du point où il s'attendait à trouver la lésion cérébrale ; alors en divisant le tissu de la circonvolution, il découvrit à deux centimètres de profondeur, une tumeur de la grosseur d'une amande, non encapsulée, et comme infiltrée dans la masse cérébrale.

L'ablation fut faite avec facilité. Elle siégeait entièrement dans la substance blanche, à deux centimètres de profondeur, au niveau du pied de la deuxième circonvolution frontale, et du bord antérieur correspondant de la frontale ascendante ; c'est-à-dire vers le centre des mouvements de la face.

Le résultat opératoire fut bon ; il fut également satisfaisant quant à la disparition des symptômes morbides. Le malade fut d'abord complètement aphasique, mais recouvra la parole dans la suite. Les attaques épileptiformes furent diminuées de nombre et d'intensité.

L'amélioration, d'ailleurs, suivait une voie progressive. D'après l'examen microscopique, il s'agissait d'un sarcome.

Obs. 43. — *Traumatisme ancien.* — *Arrêt de développement des membres du côté droit.* — *Kyste du cerveau.* — *Trépanation.* — *Guérison.* — A. FELKIN.

Jeune fille de 17 ans. Dans son enfance, traumatisme de la tête, à la suite duquel le bras et la jambe droits ont subi un arrêt de développement. Il existe une légère dépression crânienne au niveau de la zone motrice gauche. Opération par Hare. Deux couronnes de trépan sont appliquées sur un ancien cal de fracture, et mettent à découvert un kyste qui comprimait le cerveau sans que la dure-mère fût malade. Guérison de la plaie par première intention.

Le point intéressant est l'amélioration qui se produisit au point de vue de la motilité. Pour la première fois, l'enfant put faire mouvoir l'avant-bras.

Obs. 44 (résumée). — *Sarcome du lobe occipital. — Hémianopsie. — Trépanation. — Mort par hémorrhagie.* — Birdsall et R. Weir. *Medic. News*, 16 avril 1887.

Homme de 42 ans, d'une bonne santé jusque-là. Pas de syphilis ni de coups sur la tête. En août 1885, à la suite d'un bain de mer, premiers symptômes caractérisés par des vomissements, des vertiges, de la céphalalgie, de l'engourdissement dans les membres, troubles de la démarche et diplopie transitoire. Divers médecins consultés portèrent le diagnostic d'ataxie, de méningite spinale, de sclérose multiple.

En octobre 1885, Seguin constate de l'hémianopsie, de la névrite optique, et des divers symptômes conclut à la présence d'une tumeur du lobe occipital droit. Birdsall qui eut à le soigner plus tard, constata la marche progressive de ces troubles, et devant l'imminence d'une terminaison fatale, l'insuccès de l'iodure, demanda à Weir de pratiquer l'ablation de la tumeur. Le malade dûment informé des dangers de l'opération y consentit.

Le 9 mars, après avoir rasé et lavé antiseptiquement la tête, le malade endormi par l'éther, Weir applique une couronne de trépan à un pouce de la protubérance occipitale. L'os est épaissi. Une seconde couronne et l'ablation du pont osseux donnent une ouverture de 2 pouces 3/4 sur 2 pouces 1/4. La dure-mère d'une couleur plus sombre est incisée, et l'on tombe sur une tumeur volumineuse d'un rouge purpurin, recouverte de grosses veines. Énucléation avec le doigt et la spatule après avoir incisé la tumeur, l'ouverture ne permettant pas de l'avoir en masse. Sa base est adhérente à la faux. Hémorrhagie assez abondante qu'on arrête avec des éponges. Le cerveau est fortement déprimé, la tente du cervelet est enfoncée, et la faux refoulée à gauche. La tumeur pèse 140 grammes.

Ne pouvant lier les points d'où provenaient le sang, Weir fait un tamponnement avec la gaze iodoformée ; la dure-mère est suturée à points séparés et le lambeau crânien fermé par des sutures au catgut avec un tube à drainage. Pansement sublimé et iodoformé.

Vers la fin de l'opération, le pouls était tombé, par suite de la perte de sang (10 à 12 onces).

Injections de whiskey, lavements de lait et de whiskey. Vers le soir, affaiblissement progressif, le pansement est taché de sang. Transfusion saline dans la veine médiane basilique. On défait le pansement, on enlève les points de suture, mais comme le pouls se ralentit de plus en plus, on comprime avec un supplément de gaze iodoformée. Nouvelle transfusion sans résultats. Mort dans la nuit. Autopsie refusée. On trouve dans la cavité occupée par la tumeur, un large caillot de sang.

La tumeur était un sarcome à cellules fusiformes.

Weir se reproche de n'avoir pas pu faire l'hémostase d'une façon complète, et dans une autre circonstance, il aura désormais recours aux pinces à forcipressure.

Obs. 45 (résumée). — *Kystes du cerveau.* — *Hémiplégie.* — *Crises épileptiformes.* — *Trépanation.* — *Mort.* — Graeme Hammond. *N.-York neurolog. Soc.*, 5 avril 1887.

Femme de 29 ans, pas de syphilis. Début par une céphalée sus-auriculaire, puis paralysie faciale gauche. Progressivement surviennent de la paralysie motrice du bras, puis de la jambe, en même temps, 4 à 5 crises épileptiques. Pas de troubles de la sensibilité. Réflexes exagérés des deux côtés. Vue, audition, goût, odorat normaux. Diagnostic : tumeur cérébrale. Il... refuse une opération. Sur les instances du mari, on la pratique le 20 mars. Quatre rondelles de trépan sont enlevées avec l'électro-ostéotome. Incision cruciale de la dure-mère. On plonge sur différents points une aiguille hypodermique, on ne retire aucun liquide.

La dure-mère est suturée. Mort 24 heures après.

A l'autopsie, on trouve une épaississement de la région corticale, et dans la zone motrice, trois kystes contenant un liquide séreux.

Obs. 46 (résumée). — *Traumatisme.* — *Aphasie, puis hémiplégie.* — *Trépanation.* — *Gliome.* — *Mort.* — Fraser. *Lancet*, 27 février 1886.

Homme de 44 ans, qui avait reçu un coup violent sur le côté gauche de la face.

Il était resté étourdi pendant 10 minutes, puis avait été transporté à sa demeure. La région frontale gauche était fort contuse, et au-dessus du sourcil, existait une petite plaie. Parole indistincte. Il veut sortir le lendemain, mais est obligé de rentrer, vomissant, et incapable de parler. Alors surviennent des étourdissements, de la douleur dans le côté gauche de la face, des attaques de défaillance. Pas de modifications de la parole. Mémoire des mots affaiblie.

Lors de l'entrée à l'hôpital, il se plaignait de céphalalgie frontale, et de douleur à la pression en un point localisé. Pas de paralysie. Température 98°. Il ne pouvait nommer les objets qu'on lui présentait, mais, il reconnaissait leurs noms. Il pouvait écrire, mais ne pouvait lire ; il donnait presque toujours un mot pour un autre dans ses réponses.

Habile à copier, il ne pouvait écrire sous la dictée. La mémoire des noms était complètement perdue.

Bientôt survint une hémiplégie complète. Les pupilles étaient inégales,

les papilles pâles, les selles involontaires. Contracture des muscles de l'épaule gauche. État semi-comateux.

Trépanation au niveau du pied de la frontale ascendante. Rien d'anormal sous la dure-mère, pas d'inflammation des membranes, pas de collection purulente ou autre. Un couteau à cataracte est introduit dans le cerveau, dans des directions différentes, sans résultat. La plaie est fermée, et traitée antiseptiquement; 3 jours plus tard, la température s'élevait à 107°, et le malade succombait.

A l'autopsie, on trouva les méninges saines, et les circonvolutions du côté gauche applaties. Le trépan avait été appliqué juste au niveau de l'origine de la scissure sylvienne. Les ventricules étaient distendus.

Dans le lobe temporo-sphénoïdal, on trouva un large gliome, entouré de parties ramollies. Il avait envahi la circonvolution de Broca, et les parties voisines des circonvolutions frontale et pariétale ascendantes.

Il avait aussi à ce niveau un petit foyer d'hémorrhagie récente.

OBS. 47 (résumée). — *Tumeur du cerveau. — Trépanation et ablation. — Mort.* — HIRSCHFELDER (de San-Francisco). *Pacific. med. and Surg. Journal,* avril 1886.

Homme de 32 ans, souffrant depuis 18 mois de céphalalgie pendant la première partie du jour, et d'étourdissement dans la soirée. Bientôt, il perdit progressivement, mais lentement, tout pouvoir dans le bras et la jambe gauches. De même pour la vue, qui finit par s'éteindre complètement.

Il avait des attaques épileptiformes, se présentant irrégulièrement, et accompagnées de céphalalgie et de spasmes dans les muscles du côté gauche. A l'examen physique, on trouvait le pli naso-labial gauche oblitéré, et la commissure buccale tombante.

Parésie des deux extrémités supérieures, perte considérable du pouvoir musculaire dans la main gauche; perte du sens musculaire dans le bras gauche, affaiblissement dans la jambe du même côté.

La sensibilité était diminuée dans l'aire innervée par le trijumeau gauche, mais normale dans le reste du corps.

Réflexe patellaire augmenté surtout à gauche. Vacillements dans la station debout, les yeux fermés. Névrite optique avec atrophie, l'œil gauche plus atteint que le droit, et présentant, dans la macula, des traces de pigmentation noirâtre. La céphalalgie, le vertige, les vomissements, la paralysie unilatérale, et l'atrophie des nerfs optiques dénotaient la présence d'un néoplasme intra-crânien. Les attaques épileptiformes sans perte de connaissance indiquaient un siège cortical. Il semblait évident que ce fût le centre des mouvements de la face, et peut-être aussi ceux du bras et de la jambe qui fussent affectés dans l'hémisphère droit. Comme la zone sensitive siège dans le lobe

pariétal, il était à supposer que le néoplasme siégeait surtout vers la partie
moyenne de la circonvolution post-centrale. La syphilis étant exclue par les
antécédents et l'inefficacité du traitement, on appliqua trois couronnes de
trépan, et sous la dure-mère on trouva un gliome dont les dimensions excé-
daient un pouce et demi. Il fut enlevé avec difficulté, à cause de son adhérence intime au tissu sain qui l'entourait. Les symptômes furent légèrement
améliorés, mais le malade mourut le 7e jour. Les auteurs pensent que l'insuccès tient à ce que la tumeur n'était pas encapsulée.

Obs. 48 (résumée). — *Tumeur cérébrale.* — *Exorbitisme, perte de
l'olfaction.* — *Trépanation.* — *Guérison.* — Durante. *Bull. della
Reale Academia medica de Roma,* novembre 1886.

Chiara Battistelli, âgé de 35 ans, bonne constitution. Exorbitisme de l'œil
gauche, projection en dehors. Les symptômes oculaires s'étaient montrés,
il y a 3 mois, mais avaient été précédés par les signes suivants : Perte
graduelle du sens olfactif, perte de la mémoire, surtout celle des noms ;
incertitude dans les mouvements, sensation de vide dans la tête. Les mouvements et la sensibilité étaient normaux. Le caractère s'était modifié ; autrefois gai, il était devenu morose et mélancolique. Le goût, l'audition, les
fonctions digestives, n'avaient pas subi de modifications.

D'après ces symptômes, Durante diagnostiqua une tumeur intra-crânienne,
siégeant dans le lobe antérieur du cerveau, comprimant le nerf olfactif, et
pénétrant dans la cavité de l'orbite.

L'opération fut décidée.

Opération, le 1er juin 1885. — Incision partant de l'angle interne de la
paupière et se dirigeant en haut vers le cuir chevelu. Après avoir récliné le
lambeau, on enleva avec le cerveau la portion du frontal située au-dessus
de l'orbite (largeur de 4 cent. environ). La table interne enlevée, on trouva
la tumeur qui fut soigneusement extirpée. Le pédicule s'insérait sur la
dure-mère du côté gauche. Un prolongement envahissait les cellules eth-
moïdiennes et comprimait le cerveau. Il s'agissait d'un sarcome.

Hémostasie. Drainage, suture des téguments. Au bout de 3 jours, il se
fit un écoulement de pus sanguinolent à travers le drain ; le quatrième jour
le malade fut trouvé plus mal. On fit alors une irrigation de la cavité avec
un liquide antiseptique. Le septième jour, les sutures furent enlevées, le
drain retiré le neuvième.

Vers le quinzième jour, il y avait une grande amélioration, quoique
l'odorat et la mémoire fussent encore dans le même état. L'œil avait repris
son aspect primitif.

Trois mois plus tard, les facultés mentales étaient parfaites. L'odorat
revenu, mais d'un seul côté.

Obs. 49 (résumée). — *Tumeur du cerveau.* — *Paralysies et convulsions partielles.* — *Ablation.* — *Mort.* — KNAPP et BRADFORD. *Boston med. and surg. Journal*, 4 avril 1889.

Malade âgé de 32 ans. Le début de l'affection remonte à l'été de 1886, et consiste en nausées, vomissements et maux de tête.

En mars 1887, il y eut des convulsions suivies de parésie du bras et de la jambe gauche, avec exagération des réflexes, et contracture du bras gauche dans l'extension. Puis la vue commença à baisser et les convulsions réapparurent au moins tous les trois mois. En mars 1888, il consulta le Dr Putnam, et en juin suivant, il commença à garder le lit, souffrant atrocement dans le derrière de la tête. La vue était abolie, il y avait des engourdissements du bras gauche, et de la faiblesse de la jambe.

Le Dr Knapp le vit en novembre, et trouva une névrite optique double, une diminution de la sensibilité du côté gauche de la face, de la déviation en haut de la commissure droite de la bouche, surtout en parlant et en riant. La sensibilité tactile était surtout diminuée à l'avant-bras gauche. Les yeux fermés, il ne pouvait indiquer la position du bras et de la jambe gauche. Le bras était rigide et dans la position de la contracture post-hémiplégique. Le malade pouvait exécuter volontairement quelques mouvements d'adduction et de rotation au niveau de l'épaule, ainsi que de légers mouvements de flexion au coude, mais il lui était impossible de remuer le poignet et les doigts. Il pouvait bien remuer la jambe gauche dans toutes les directions, mais elle était néanmoins raide, et notablement affaiblie.

Les réflexes superficiels avaient disparu du côté gauche, mais les réflexes profonds étaient exagérés. On diagnostiqua une tumeur cérébrale siégeant dans l'hémisphère droit, et enveloppant les centres du poignet et de la main. Le Dr Knapp pensa que l'ablation seule pouvait donner des chances de guérison, seulement, vu la névrite optique et la dégénérescence secondaire, il ne fallait pas compter sur un succès complet.

L'opération fut décidée.

Le 28 décembre, le Dr Bradford fit la trépanation sur la partie supérieure de la scissure de Rolando. On trouva une tumeur située à environ 1/2 pouce au-dessous de la surface corticale; elle fut enlevée sans grande hémorrhagie. Au début de l'opération, le pouls était de 58° au moment de l'ablation de la tumeur, il s'éleva à 156. La respiration fut toujours rapide et superficielle. Le malade mourut 3/4 d'heure après l'opération. La tumeur pesait 53 gr., et mesurait 7 cent. sur 4. Elle était de nature tuberculeuse. L'autopsie ne put être faite.

Obs. 50 (résumée). — *Tumeur cérébrale.* — *Trépanation.* — *Récidive.* — LIMONT. *British med. Journal*, 28 octobre 1889.

Le Dr Limont a présenté à la Société médicale de Northumberland, une femme âgée de 32 ans, trépanée pour une tumeur cérébrale.

Elle était accouchée depuis 15 jours de son quatrième enfant, lorsqu'elle perdit connaissance. Revenue à elle-même, elle eut de nombreuses convulsions débutant toujours par le bras droit ; de plus il y avait des troubles du langage. On pensa à une tumeur ou à un abcès cérébral. Limont détermina le siège des centres moteurs par la méthode de Thane, et le Dr Page fit la trépanation. On enleva une partie considérable d'une tumeur que le Dr Limont considère comme un gliome. Peu après, la malade allait très bien et retrouvait l'usage du bras et de la parole. Malheureusement, la récidive se montrait rapidement, actuellement la tumeur a acquis un volume considérable et présente des pulsations.

III. — Abcès cérébraux.

Obs. 51. — *Abcès cérébral consécutif à une otite.* — *Aphasie.* — *Paralysies partielles.* — *Trépanation.* — *Guérison.* — FERRIER et HORSLEY. *Lancet*, 10 mars 1888.

Le malade est un ouvrier qui fut pris en novembre 1887, d'assoupissement, de céphalalgie avec exagération par la percussion, et de protophobie. Il y avait un écoulement par l'oreille gauche, qui avait précédé de quelques semaines les symptômes ci-dessus. Au début, il n'y avait pas de paralysie, soit de la motilité, soit de la sensibilité ; la température était normale. On commença par soumettre le malade a une médication saline et mercurielle à petite dose ; mais l'état s'aggrava, il eut du délire et un commencement d'aphasie.

Lorsqu'il fut reçu à l'hôpital des épileptiques, on lui trouva un point sensible à la percussion, situé sur une ligne verticale passant par le conduit auditif, et situé au 1/3 du chemin qui sépare ce conduit de la ligne sagittale. Ce point correspondait à la circonvolution temporo-sphénoïdale supérieure, vis-à-vis du bord inférieur de son tiers moyen, c'est-à-dire verticalement au-dessous de l'extrémité inférieure de la scissure rolandique. Il y avait en même temps une aphasie motrice complète, une parésie très nette du côté droit de la face, et une parésie moins accentuée du membre supérieur droit, surtout aux doigts et au poignet. Névrite optique intense des deux côtés, à droite, signes d'hémorrhagie, ce que Barker et Gowers dans un cas analogue, expliquent par la situation de l'abcès au voisinage des bandelettes optiques.

D'après l'examen, il ne faisait aucun doute qu'il s'agissait d'un abcès cérébral. La marche rapide, les signes d'inflammation, l'écoulement par l'oreille, plaidaient en faveur d'un abcès, plutôt que d'une tumeur. D'autre part, il n'y avait ni vomissements, ni convulsions, ni accès fébriles, ou autres signes d'inflammation méningée.

Cette absence de température élevée, ne doit pas exclure l'idée d'une encéphalite aboutissant à un abcès, car beaucoup d'abcès cérébraux suivent leur cours sans élévation de température, l'abaissement étant même plus fréquent. La situation de l'abcès, comme l'a montré l'opération, pouvait être déterminée doublement, et par la symptomatologie et par l'existence d'un point sensible à la pression. L'élévation de la commissure buccale droite, l'aphasie, la surdité, indiquaient que l'affection siégeait à proximité des centres de la parole et de l'audition dans l'hémisphère gauche, mais ne les avait pas détruits. Ces conditions étaient remplies par un abcès siégeant dans le 1/3 antérieur du lobe temporal, et comprimant la scissure de Sylvius.

Cette localisation due aux symptômes, était confirmée par l'existence d'un point sensible à la pression, dont la position concordait avec le siège de la circonvolution temporale supérieure, en arrière de la branche ascendante de la scissure sylvienne, et au-dessous du pied de la frontale ascendante.

Mais je ne pense pas que le siège de ce point sensible, soit par lui-même un signe suffisant de localisation pour un abcès ou une autre affection cérébrale, car il peut exister à une grande distance de la lésion. Ainsi Hulke cite un cas d'abcès du cervelet, dans lequel le point douloureux était juste au-dessus du conduit auditif; dans un autre cas, la douleur était à l'occiput, et l'abcès dans le lobe temporo-sphénoïdal. Ici la concordance des deux indications rendait la localisation plus certaine.

On fit une incision en T, le point de jonction des deux lignes correspondant au niveau du point douloureux.

L'os mis à nu semblait un peu jaune. Un disque osseux de 1 pouce fut enlevé, et on trouva la dure-mère congestionnée, bombée, sans pulsation et couleur rouge sombre.

Après son incision, le cerveau œdématé fit saillie, et l'introduction d'un trocart donna issue à 6 drachmes de pus situé à 1 cent. de profondeur. Il était bien lié et sans odeur. La plaie fut refermée, pansée à l'acide borique, et recouverte de gaze phéniquée. La plaie guérit par première intention ; la température monta à 101° F. la 2ᵉ nuit, pour revenir à la normale, et s'y maintenir ensuite. Le tube fut enlevé le 13ᵉ jour, et la plaie fut complètement refermée le 24ᵉ jour après l'opération.

RÉFLEXIONS. — Cette observation fait grand honneur à la

sagacité des deux observateurs, deux maîtres d'ailleurs. Nous ferons remarquer qu'au point de vue pathogénique, elle s'éloigne de la règle générale ; en effet, l'apparition de l'abcès a suivi de peu le début des symptômes auriculaires, et nous savons qu'on constate surtout les abcès cérébraux après de longues suppurations de l'oreille.

Obs. 52. — *Otite ancienne.* — *Abcès cérébral.* — *Trépanation.* — *Guérison.* — Von Bergmann. Communiquée à la *Société de médecine de Berlin,* le 5 décembre 1888.

Le malade est un ouvrier de 26 ans. Il y a 11 ans qu'il a un écoulement de pus par l'oreille droite, cela ne l'empêchait pas de travailler, et il s'est peu préoccupé de cet état. La membrane du tympan est détruite, on ne voit à sa place que des granulations. Il y a six semaines, il commença à se sentir mal à l'aise, il digérait mal, maigrissait, avait des frissons le soir ; j'ai pu constater qu'il avait en effet de la fièvre avec exacerbations vespérales. Cependant l'écoulement de l'oreille n'avait pas augmenté ; la suppuration ne paraissait gagner ni la trompe d'Eustache, ni les cellules mastoïdes.

Comme les phénomènes présentés par le malade indiquaient nettement la formation d'une collection purulente, il fallait penser à un abcès du cerveau. Or, on trouvait précisément des symptômes cérébraux assez nets. En effet, le malade accusait de la céphalalgie, mais surtout il avait un ralentissement du pouls, et ce phénomène était d'autant plus caractéristique, qu'il s'accusait de préférence pendant les poussées fébriles, le pouls ne battait plus alors que 53 fois par minute. Il n'y a pas à proprement parler de symptômes en foyer, cela s'explique facilement, puisque les lésions du lobe sphéno-temporal ne donnent pas lieu à des phénomènes qui nous permettent jusqu'à présent de diagnostiquer leur localisation ; sans doute il est très vraisemblable que ce lobe a un rôle dans la physiologie de l'audition, mais il n'y avait chez le malade, aucun trouble de l'ouïe. Le seul symptôme qui ait pu indiquer une lésion au foyer, sans cependant permettre une localisation précise, c'était un affaiblissement à la fois de la sensibilité et de la force musculaire dans le bras gauche. Cela indiquait tout au plus l'existence d'une lésion restreinte siégeant dans l'hémisphère cérébral droit, mais ne permettait pas de préciser une localisation.

Comme les granulations de la caisse du tympan semblaient partir surtout de la paroi supérieure, j'ai conjecturé que l'abcès devait siéger dans la région cérébrale la plus voisine, c'est-à-dire dans le lobe sphéno-temporal. J'éliminai l'hypothèse d'un abcès du cervelet, parce que ce dernier succède surtout à la suppuration des cellules mastoïdiennes.

Je fis au crâne une ouverture aussi grande que possible, pour mieux me rendre compte de ce que je verrais et de ce que je ferais. J'avais décidé d'ouvrir l'abcès dans la région de la troisième circonvolution temporale. Je fis non pas une ponction simple, mais une véritable incision. Ce n'est qu'au troisième coup de bistouri que j'amenai l'évacuation d'une grande quantité d'un pus verdâtre, fétide. La cavité était lisse, comme cela est ordinaire. Je mis un drain et je fis un pansement iodoformé. Trois semaines après la cavité de l'abcès était comblée.

Comme j'avais conservé le périoste, le crâne s'est presque complètement reformé, et la perte de substance considérable que j'avais faite est à peu près réparée. Actuellement, cet homme n'a plus de céphalalgie ni de fièvre ; il avait même de la paralysie faciale droite, c'est-à-dire du côté de son otite, elle est guérie ; il se trouve en somme aussi bien que possible.

Obs. 53. — *Abcès cérébral consécutif à une otite moyenne.* — *Trépanation.* — *Guérison.* — W. S. GREENFIELD. *British. med. Journ.*, février 1887, p. 317.

William M..., 26 ans, ouvrier en caoutchouc, est apporté à l'hôpital dans un demi-coma.

Bonne santé jusqu'à 10 semaines avant l'entrée. A cette époque, douleur de tête et toux, peu après, surdité de l'oreille gauche. Amélioration passagère et reprise du travail, puis nouvelles céphalalgies et vomissements. Dans la semaine qui précède l'admission, les vomissements se répètent à chaque instant.

Le malade répond parfaitement aux questions, il a maigri un peu ; il n'a pas de frissons, pas de photophobie, pas de bourdonnements d'oreille. Rien à noter dans la famille. Les antécédents sont bons, et il s'agit d'un homme sobre qui n'a pas eu la syphilis.

État du malade le jour de l'admission : face pâle, état de torpeur, bouche ouverte, paupières fermées. Il répond difficilement, mais avec intelligence aux questions, il se plaint de céphalalgies, quoiqu'elles soient moindre qu'autrefois. La vue a baissé, il n'y a pas de photophobie, les pupilles sont égales et réagissent bien à la lumière. Pas de strabisme, pas de spasmes musculaires, pas de paralysie.

Les lèvres et les dents sont sales, la langue sèche et fendillée, l'abdomen creusé, la peau humide. Température 97° F.; pouls 68, un peu irrégulier. Respiration 20 ; rien au cœur et au poumon.

Les jours suivants, il y a quelques modifications : les pupilles sont inégales, la gauche plus dilatée ; il y a de la rétention vésicale qui nécessite le cathétérisme. Un peu plus tard, on observe un léger ptosis de la paupière gauche, et il y a incontinence d'urine.

La situation s'aggrave peu à peu ; le malade est dans la torpeur, et il est difficile de l'en tirer un moment. Le ptosis s'accentue, la pupille gauche est très dilatée, la langue déviée à droite. L'examen ophtalmoscopique révèle une névrite optique intense à gauche ; l'œil droit est sain. Le globe oculaire est peu mobile, et il doit y avoir de la paralysie des 4e et 6e paires. La température s'abaisse au-dessous de la normale.

Les probabilités paraissent pour un abcès dans le lobe temporo-sphénoïdal gauche. On fait l'application du trépan dans la région temporale. Incision verticale de 2 pouces de long, division des fibres du temporal et du périoste. La couronne est appliquée à 1 pouce 1/4 en arrière de l'apophyse orbitaire externe et à 1 pouce au-dessus du zygoma. La rondelle osseuse comprend des portions du temporal, du sphénoïdal, et du pariétal. La dure-mère était fortement bombée et n'offrait aucune pulsation. Elle fut incisée, et on enleva un dépôt de matière plastique qu'elle portait. Un bistouri introduit directement en bas à un 1/2 pouce, donna issue à du pus fétide. L'introduction des mors d'une pince permit l'écartement des parois et l'introduction du drain. Pansement antiseptique.

Après l'opération, le patient avait un peu repris connaissance, mais était très faible.

Il avait de la photophobie, et prononçait des paroles incohérentes. Pouls 98. Température 97°. Respiration 17.

Nuit agitée, délire, tentation pour enlever le pansement ; puis intervalles de repos.

La guérison survint progressivement, le ptosis disparut et les douleurs cessèrent. Actuellement la parole est nette, l'état mental parfait, la vue s'améliore.

OBS. 54. — *Abcès de la surface du cerveau du côté gauche provoquant une monoplégie brachiale droite, avec aphasie et paralysie faciale sans paralysie de l'orbiculaire. — Trépanation, ponction et ouverture de l'abcès. — Disparition rapide des accidents. — Amélioration passagère. — Mort cinq jours après l'opération. — TERRILLON. Communication à la Société de chirurgie, 3 juillet 1889.*

M. le Dr Richard (de Vanves) fut appelé le 24 décembre 1888 auprès d'un enfant âgé de 13 ans ; il se plaignait de douleurs de tête violentes. La langue était sale et il vomissait abondamment : une fièvre intense avec réaction violente indiquait un caractère grave de la maladie.

Cependant après 8 jours de cet état, tout cessa. On crut à une scarlatine, à cause de la desquamation de la peau. Cinq jours après cette défervescence, le 3 janvier, à 10 heures du soir, l'enfant fut pris de convulsions, ses yeux s'étaient retournés, ses membres étaient raidis, ses dents serrées. Les urines examinées la veille et le lendemain, ne présentaient pas de trace d'albumine.

A partir de ce jour, la fièvre, qui avait cessé reprit avec une nouvelle intensité. L'enfant se plaignit beaucoup de douleurs de tête et fut pris d'un délire qui dura de 5 à 6 jours.

Convaincu qu'il était en présence d'une fièvre typhoïde, le Dr Richard soumit son malade au traitement par les bains tièdes progressivement refroidis, et au bout de 5 à 6 jours, le délire se calma et la fièvre retomba. Enfin le 20 janvier l'enfant entra en convalescence. La guérison parut complète le 1er février.

Pendant 13 jours tout marcha à souhait, l'enfant mangeait bien et dormait avec calme, il était gai, lorsque le 14 février, l'enfant déjà inquiet et mala li la veille, se plaignit d'une douleur assez vive dans la fosse temporale gauche.

A ce niveau existait un léger gonflement sans fluctuation, pas de fièvre.

Le lendemain, l'enfant se plaignait de douleurs plus vives, de difficulté pour desserrer les mâchoires.

Pendant les jours suivants, la température augmenta, et une légère fluctuation engagea M. Richard à faire une incision peu profonde qui ne donna issue à aucun liquide autre que du sang ; c'était le 20 février. Le 21, éclatèrent d'autres symptômes plus graves. On nota de l'aphasie ; l'enfant répondait *oui* à toutes les questions, et il était atteint d'une monoplégie brachiale très manifeste. Temp. 38°.

M. le Dr Bucquoy appelé le 22 février constata les signes évidents d'une compression cérébrale, et me pria de me rendre auprès du malade.

Quand je vis cet enfant le 23 février, on pouvait constater les symptômes suivants : au niveau de la fosse temporale, existait une tuméfaction notable, nettement fluctuante, avec œdème périphérique s'étendant au front, aux paupières, au pavillon de l'oreille et au cuir chevelu, empiétant sur le sommet du crâne.

L'épaisseur des tissus situés en dehors de la collection était telle qu'on pouvait affirmer la position profonde de l'abcès, situé probablement au contact de l'os. L'enfant était dans un état de torpeur profonde, à toutes les questions qu'on lui adressait il répondait *oui*, et s'impatientait de ne pouvoir trouver les mots qu'il cherchait pour s'exprimer.

La face du côté gauche paraissait plus petite, et quand il voulait parler la commissure du côté gauche était entraînée. Il ne pouvait gonfler ses deux joues. Cependant les deux muscles orbiculaires étaient intacts. Il m'a semblé que la langue tirée hors de la bouche avait la pointe attirée vers la gauche.

L'avant-bras, le bras et la main étaient immobiles, mais les membres inférieurs restaient intacts. Les pupilles également dilatées et contractiles. En présence de ces signes si bien définis il ne pouvait y avoir qu'un seul diagnostic possible : abcès extérieur occupant la fosse temporale, et s'accompagnant d'un abcès intérieur par rapport aux parois du crâne et comprimant la base et la partie moyenne de la circonvolution frontale ascendante.

Mon intervention immédiate consista à ouvrir assez largement l'abcès extérieur, en faisant une incision sur la partie saillante. Je donnai issue à du pus assez épais, granuleux, et un peu teinté de sang.

L'os était profondément dénudé et le fond de la cavité était fongueux. Cette cavité fut lavée avec soin et drainée. Il me fut impossible de faire une intervention plus profonde, d'abord parce que je n'avais pas les instruments nécessaires, et aussi parce que je désirais savoir si l'écoulement de l'abcès extérieur ne donnerait pas une diminution ou une disparition des accidents de compression cérébrale.

On pouvait supposer en effet que les deux collections étaient en communication l'une avec l'autre.

Je priai M. Richard de surveiller le malade, de renouveler le pansement, en lavant la cavité de l'abcès, et de me tenir au courant de ce qui surviendrait.

Le lendemain de cette première intervention, le 25 février, il y eut, d'après les personnes présentes, quelque amélioration dans les phénomènes paralytiques du côté du bras. L'avant-bras put être déplacé volontairement plusieurs fois, quelques mots furent répétés difficilement.

Mais le lundi 25, tous ces faibles signes d'amélioration, du reste passagers, avaient disparu à mon arrivée, et la prostration de l'enfant était encore plus profonde que les jours précédents, l'aphasie presque absolue, sauf le mot oui, et il ne pouvait remuer aucune partie du bras droit.

Il ne pouvait y avoir aucune hésitation et je proposai de faire la trépanation afin d'atteindre le foyer qui comprimait la base de la circonvolution frontale.

Opération le 23 février, avec le concours du Dr Richard. Le malade fut chloroformé. Prenant l'ouverture pratiquée deux jours auparavant comme centre, je débride crucialement les parties molles de la tempe ; quelques pinces à forcipressure sont placées sur des artères. Des fongosités mêlées de pus et de débris du muscle temporal sont enlevées, et profondément je rencontre l'os dénudé sur une assez grande étendue.

Après le nettoyage de cette cavité anfractueuse, et dénudation de la face osseuse, je constate que la partie dénudée est un peu plus grande qu'une pièce de cinq francs.

Avant d'appliquer la couronne de trépan, je cherche sur le crâne des points de repère nécessaire pour m'orienter, car il est indispensable que la partie osseuse enlevée corresponde aussi exactement que possible à la partie inférieure et moyenne de la circonvolution frontale ascendante.

Je m'efforçai sur le squelette, de déterminer la meilleure position à donner à cette intervention pour arriver au résultat désiré.

Mesurant sur une ligne horizontale partant de l'apophyse orbitaire externe, une distance de quatre centimètres et demi (et non pas cinq, car il s'agissait d'un enfant) et prenant à l'extrémité de cette ligne idéale une autre ligne verticale de 2 centim. et demi, je crus pouvoir déterminer au moins suffisamment le point de repère désiré.

L'endroit ainsi désigné, correspondait un peu au-dessus du centre de la portion osseuse dénudée.

Une couronne de trépan de moyenne étendue et mesurant trois centimètres de diamètre permit d'enlever facilement une rondelle osseuse, mince et assez friable.

J'agrandis même cette ouverture, surtout en bas et en avant, en enlevant avec des pinces quelques parcelles osseuses qui se détachaient assez facilement.

L'ouverture ainsi pratiquée mesurait 4 cent. de diamètre.

D'après mon attente je comptais trouver un foyer purulent entre le crâne et la dure-mère, analogue à celui qui existait entre le péricrâne et l'os sous-jacent. Je ne vis aucune trace de pus.

Au fond du trou osseux, se trouvait une membrane d'apparence tomenteuse, violacée, qui me sembla assez épaisse au toucher.

Je la nettoyai avec soin. Cependant j'étais tellement convaincu qu'une collection purulente existait à ce niveau, que je n'hésitai pas à plonger dans les tissus mis à nu une aiguille de l'appareil de Dieulafoy, parfaitement aseptique.

Une première ponction pratiquée vers la partie postérieure de l'ouverture, à près de 2 cent. de profondeur, ne donna aucun liquide, en retirant légèrement la canule, je n'obtins rien. Une seconde ponction fut faite vers le centre de la même manière, et l'aspiration ne donna aucun résultat.

Ne perdant pas courage, je fis une troisième ponction dans la partie antérieure et inférieure. Cette fois au moment de l'ouverture du robinet, on voit s'élancer dans le corps de pompe du pus verdâtre crémeux. Cette quantité de pus peut être évacuée à environ une petite cuillerée à bouche.

L'aspiration faite une seconde fois, fournit encore avec une certaine brusquerie, une cuillerée à café du même liquide.

Laissant alors la canule en place, afin qu'elle me servît de conducteur, je pratiquai avec un mince bistouri, une incision sur la membrane épaisse qui me séparait de la cavité de l'abcès. Je vis alors sortir une faible quantité de pus crémeux et grumeleux. L'ouverture agrandie permit de nettoyer le foyer avec des tampons d'ouate imbibée d'eau phéniquée et tenus avec une pince.

Le champ opératoire fut nettoyé avec soin et bourré de gaze iodoformée, car on ne pouvait faire aucune réunion sur les lambeaux dont la base et la face profonde avaient suppuré.

Lorsque l'enfant fut réveillé du sommeil anesthésique, nous pûmes constater aussitôt que le bras, l'avant-bras et les doigts pouvaient se mouvoir volontairement.

La paralysie faciale avait presque entièrement disparu et quand le malade ouvrait la bouche ou essayait de rire, la bouche n'était plus entraînée du côté gauche.

Enfin il put prononcer plusieurs mots distinctement, alors que quelques instants auparavant il répondait *oui* à toutes les questions. Le soir de l'opération, la température est de 38°,2. L'enfant a remué le bras droit.

Le 26. Le lendemain. T. 38°,2. P. 96.

Le soir : T. 38°,9. P. 116. Le soir, le malade répond mais en cherchant les mots. Il est gai ; il remue son bras droit et serre facilement la main.

Le 27. Matin : T. 37°,6. P. 104. Soir : T. 38°,5. P. 100. Dans la journée on change le pansement.

Le malade répond encore aux questions et remue son bras droit ; mais quand on prolonge l'interrogation, il se fatigue et ne répond plus que *oui*.

Le 28. Nuit assez bonne ; sauf à minuit où il y eut de l'agitation. Matin : T. 38°. P. 108. Soir : T. 38°. P. 100. Dans la journée trois vomissements. Douleurs très vives à la pression dans les masses musculaires du bras droit et de la jambe droite.

1er mars. Nuit bonne grâce à un lavement de chloral. Matin : T. 38°,8. P. 84, soir : T. 39°,8. P. 104.

On résèque un bourgeon de substance cérébrale gros comme une noisette. La journée est très agitée.

Le 2. Matin : T. 39°,4. P. 112 ; soir : T. 40°. P. 156. Le soir survient le coma, et le malade meurt cinq jours après l'opération.

OBS. 55. — *Traumatisme, abcès du cuir chevelu. — Parésie du côté droit. — Aphasie. — Trépanation. — Abcès cérébral. — Guérison. — J. W. WRIGHT. Medical Record, 1889.*

J. S..., âgé de 41 ans, adonné à l'alcool, fut admis à l'hôpital de Bridgeport, le 4 juin 1888, après six semaines d'emprisonnement pour rixe. En prison, il avait subi une attaque de délirium tremens, et s'était frappé la tête contre les murs de la cellule. Il en était résulté plusieurs abcès, pour lesquels il fut transféré à l'hôpital. A l'entrée, tout le cuir chevelu était infiltré de pus. Deux ouvertures existaient déjà au sommet de la tête, et quatre autres furent faites dans les parties déclives de l'abcès, deux à droite, deux à gauche. La cavité était chaque jour lavée avec une solution de bichlorure de mercure au 1/2000. Une très forte douleur de tête suivait les pansements et durait plusieurs heures. La température, dans tout le cours de la maladie, oscilla entre 36°,6 et 37°,8.

Les abcès marchaient à la guérison, et les douleurs de tête devinrent moins intenses.

Le 6 juillet, il se plaignit d'engourdissements et de faiblesse dans la main droite ; en l'examinant, on trouva de la parésie du côté droit, à la jambe, au bras et à la face. A partir de ce moment, de violentes douleurs étaient ressenties par intervalles, au niveau du pariétal gauche. Rien de nouveau ne se produisit jusqu'au 18 juillet, si ce n'est que le patient fut aphasique par instants.

Les abcès du cuir chevelu étaient d'ailleurs à peu près guéris. Ce jour-là, le malade sembla plus hébété, mais il répondait avec plus d'intelligence quand on l'éveillait. Le lendemain il y eut du coma, de l'incontinence d'urine et des selles involontaires. Le pouls battait 48 à 50 par minute et la respiration était lente mais régulière. M. Wright pensa qu'il fallait tenter une opération, avec l'espoir de trouver un abcès siégeant au niveau du centre moteur du bras.

Le 22 juillet, la trépanation fut faite, au niveau de la scissure de Rolando. La dure-mère une fois renversée, on enfonça une aiguille aspiratrice dans la substance cérébrale. Rien ne vint. L'aiguille fut alors portée un peu plus en arrière et en bas : et le corps de la seringue se remplit alors de pus, huit grammes environ. Puis un bistouri droit, à lame étroite, fut enfoncé de cinq centimètres environ et par l'ouverture on introduisit l'extrémité mousse d'une sonde en caoutchouc souple. Vingt-cinq grammes de pus environ furent retirés ; la cavité fut irriguée avec de l'eau bouillie, jusqu'à ce que celle-ci ressortit parfaitement claire. Le drainage fut laissé en place, les lambeaux furent recousus, et un pansement appliqué.

Le lendemain pendant une absence momentanée de la garde, le malade enleva le drain. Malgré cela la blessure guérit. La paralysie disparaît actuellement peu à peu. Le malade peut s'asseoir, il mange avec plaisir, et répond avec intelligence.

Obs. 56. — *Traumatisme ancien. — Hémiplégie droite ; facial supérieur intact. — Épilepsie hémiplégique droite. — Pachyméningite et abcès cérébraux. — Trépanation. — Mort.* — Silvestrini. Rapport de M. Polaillon à l'*Académie de médecine*, avril 1883.

Un garçon de 15 ans, bien portant jusqu'alors, sauf quelques atteintes de fièvre dues à la malaria, avait reçu dans la région fronto-temporale gauche, un coup de pied de cheval qui lui avait fracturé le crâne. Perte de connaissance pendant deux heures. Après le retour de l'intelligence, le blessé resta comme étonné, avec une céphalalgie frontale gauche continuelle et une tendance invincible au sommeil. Cependant il se remit à travailler aux champs. Une forte dépression du crâne existait au niveau de la fracture.

Au bout de deux mois, il fut tout à coup frappé d'hémiplégie droite avec accès convulsifs des membres de ce côté, accès se produisant trois ou quatre fois par jour. Cet état dura quinze jours, puis s'améliora progressivement et le malade recouvra complètement ses forces et l'usage de ses membres.

Pendant cinq mois, la santé du blessé fut très satisfaisante, malgré la céphalalgie permanente et la somnolence.

Mais au bout de cette longue période de calme, sept mois et demi après l'accident, la céphalalgie s'aggrava et on vit reparaître les accès convulsifs, limités à la moitié droite du corps. Les convulsions, rares d'abord, devinrent de plus en plus fréquentes, jusqu'à se renouveler dix et quatorze fois par heure.

M. Silvestrini constata à ce moment, une paralysie des mouvements du membre supérieur et du membre inférieur droits, et une paralysie absolue des muscles de la région faciale inférieure droite. Les mouvements des régions faciales supérieures des deux côtés étant conservés. La sensibilité dans les régions paralysées était entière. L'émission des urines et des matières fécales se faisait volontairement. Les accès convulsifs affectaient la forme hémiépileptique droite et duraient plusieurs minutes. L'intelligence paraissait abolie pendant les accès les plus intenses, mais elle était intacte dans leur intervalle. Aphasie complète : le malade comprenait la valeur de chaque mot, mais il ne pouvait les prononcer ou exprimer sa pensée par la parole.

En présence de ces signes et de leur succession, M. Silvestrini admit qu'une pachyméningite à marche lente s'était formée à la suite de la lésion du crâne, et qu'elle avait donné naissance à une hémorrhagie, d'où les premiers symptômes de paralysie et de convulsion qui étaient survenus deux mois après l'accident. L'hémorrhagie s'étant résorbée, les phénomènes morbides ne furent que passagers. Mais la pachyméningite continuant à suivre son cours, une nouvelle hémorrhagie plus grave que la première se produisit et amena simultanément l'aphasie, la paralysie permanente et les accès épileptiques à droite. La nature et le siège de ces symptômes conduisirent notre confrère à conclure qu'un caillot ou hématome comprimait la zone motrice corticale gauche du cerveau et qu'il en résultait clairement l'indication de trépaner.

Avant de faire la trépanation, M. Silvestrini détermina la direction du sillon rolandique par une ligne qui, partant de la partie postérieure du bregma, venait aboutir au milieu de la ligne qui joint le conduit auditif, à la suture fronto-zygomatique. Ce procédé de détermination qui est particulier à l'auteur, place le sillon de Rolando en avant de la région qu'il occupe réellement. Aussi la couronne de trépan a-t-elle été appliquée trop en avant pour tomber sur les centres moteurs du membre supérieur et du membre inférieur, et notablement trop haut pour tomber sur le centre du langage articulé.

La trépanation fut très habilement pratiquée. La dure-mère ayant été incisée en croix, on constata que cette membrane était opaque, épaisse et ramollie. L'arachnoïde et la pie-mère parurent normales, et le cerveau, pâle et immobile.

Pendant les trois premiers jours, il y eut une amélioration notable : les accès convulsifs diminuèrent de fréquence et de durée ; l'aphasie s'amenda un peu, mais la paralysie de la face et des membres resta sans changement.

On découvrit dans le fond de la plaie un caillot dur, de couleur gris foncé, presque complètement organisé, qui se prolongeait au-dessus et en arrière de l'ouverture crânienne, c'est-à-dire vers les centres moteurs des membres. On put extraire ce caillot par fragments, dont l'un mesurait jusqu'à trois centimètres de longueur et un centimètre d'épaisseur. Le diagnostic se trouvait donc en partie vérifié. Le but de l'opération semblait atteint, lorsque le quatrième jour, une méningite suppurative aiguë se développa et emporta l'opéré en 48 heures.

Le point saillant de l'autopsie fut l'existence de deux abcès de la substance cérébrale, l'un, gros comme une noix, situé au pied de la circonvolution frontale ascendante, l'autre, au-dessous de l'extrémité inférieure du sillon de Rolando.

M. Silvestrini croit que ces deux abcès se sont formés en même temps que la méningite suppurative, c'est-à-dire dans les deux derniers jours de la vie. Une évolution aussi rapide nous paraît peu admissible et peu conforme avec ce que l'on sait sur la marche habituellement lente et insidieuse des abcès du cerveau.

Notre opinion, au contraire, est que ces abcès qui siégeaient vers le centre de la parole et au niveau du centre des mouvements de la moitié inférieure de la face, étaient contemporains de l'apparition de l'aphasie et de la paralysie faciale, dont ils avaient été la cause.

En adoptant cette idée, en tenant un plus grand compte du signe capital fourni par l'aphasie et la paralysie faciale inférieure, il était indiqué d'appliquer une seconde couronne de trépan sur la région du crâne qui correspond à la partie inférieure du sillon de Rolando. On aurait ainsi complété l'opération sans la rendre beaucoup plus grave. On aurait même dû ponctionner le cerveau. L'un des abcès trouvés à l'autopsie aurait certainement été ouvert, le contenu de l'autre abcès aurait pu s'évacuer spontanément par l'ouverture du trépan.

M. Polaillon fait aussi remarquer à propos du diagnostic que M. Silvestrini s'est trop préoccupé de la méningite, et qu'il avait laissé dans l'ombre une lésion très fréquente après les fractures avec enfoncement du crâne : l'inflammation de l'encéphale dans le point contusionné, et la production lente et silencieuse d'un abcès dans la substance cérébrale.

Il fait également remarquer au sujet de la terminaison fatale qu'il n'est pas fait mention de l'emploi d'un pansement antiseptique, car comme l'a bien montré Sédillot, le pansement antiseptique met presque sûrement à l'abri de complications de ce genre.

Obs. 57 (résumée). — *Monoplégie brachiale.* — *Épilepsie partielle.* — *Ouverture d'un abcès.* — *Mort.* — Th. Anger. Communication à la *Société de chirurgie*, juillet 1889.

Homme de 27 ans, entré pour une monoplégie brachiale gauche et un peu de parésie de la jambe du même côté. Il était porteur en même temps d'un orifice fistuleux de l'apophyse mastoïde du côté droit. Après un mois d'observation, le malade est pris subitement de phénomènes convulsifs limités au côté gauche. M. Tuffier applique une large couronne de trépan dans la région de la frontale ascendante.

Après l'enlèvement de la couronne et l'incision de la dure-mère, le cerveau fait une saillie considérable. On incise et on donne issue à un peu de pus.

Drainage et pansement antiseptique.

Le malade succomba au bout de 48 heures, sans que l'on ait observé une modification quelconque du côté des symptômes.

Obs. 58 (résumée). — *Lésion en foyer de la circonvolution de Broca.* — *Abcès.* — William Mac Ewen. *Congrès de l'Association Britannique*, août 1888.

Une cicatrice sur le front indiquait l'endroit où un traumatisme avait porté. Si cette cicatrice avait été prise comme indice de la localisation du mal, et si une opération avait été faite à cet endroit, on n'aurait pas trouvé d'abcès. Pendant que Mac Ewen examinait le malade, un accès épileptiforme apparut dans le côté droit, et envahit peu à peu tout le corps en amenant la perte de connaissance. Quand l'accès eut cessé on constata une hémiplégie droite complète avec aphasie, pendant deux heures. Ces symptômes indiquaient un abcès dans le voisinage immédiat de la circonvolution de Broca.

Il était évident que la partie inférieure de la troisième circonvolution frontale ne pouvait être lésée dans sa totalité, autrement l'aphasie aurait persisté plus longtemps, et il était probable que la région de Broca n'avait été affectée que par l'extension de la zone inflammatoire qui entourait l'abcès. Mac Ewen proposa d'ouvrir l'abcès du cerveau, mais les confrères appelés en consultation étaient d'un avis contraire ; ce qui détermina les parents du malade à refuser l'opération, malgré les instances de Mac Ewen, et sa déclaration formelle qu'il prenait sur lui toute la responsabilité de l'intervention chirurgicale et de ses suites. Pour bien démontrer l'exactitude de son diagnostic et le bien fondé de l'intervention projetée, Mac Ewen fit sur le cadavre l'opération qu'on lui avait refusée sur le vivant. Il trépana le crâne, mit à nu la troisième circonvolution frontale, et quand il eut enfoncé le bistouri à la profondeur d'environ un centimètre, une grande quantité de pus s'écoula immédiatement.

L'abcès du volume d'un œuf de pigeon se trouvait dans la substance blanche de la partie inférieure des deuxième et troisième circonvolutions frontales. La zone de congestion s'étendait depuis la corne antérieure du ventricule latéral, jusqu'à la substance corticale de la partie inférieure de la seconde, mais surtout de la troisième circonvolution frontale gauche.

Obs. 59. — *Abcès du lobe temporo sphénoïdal. — Extension à l'aire motrice.* — W. Mac Ewen, *British medical Journal*, 11 août 1888.

Le patient était entré avec des symptômes d'abcès temporo-sphénoïdal, durant depuis longtemps.

Pendant les préparatifs de l'opération, se montrèrent subitement les symptômes d'un abcès crevé dans les ventricules. Malgré la faiblesse et l'obscurcissement de l'intelligence, on put constater de l'aphasie ; il y avait en outre de la paralysie de la 3e paire gauche et des muscles du bras et de la face du côté droit.

Ces nouveaux phénomènes permirent d'établir la localisation. Quoique le patient fût à toute extrémité, on procéda à l'opération. Les méninges étaient congestionnées, et un abcès fut trouvé à un quart de pouce de la surface. Après l'issue de quelques onces de pus, on aperçut quelque chose d'analogue à une balle de jeu de paume, flottant dans une grande quantité de pus qui restait encore dans l'abcès. Il s'agissait d'un vieil abcès enkysté, à la périphérie duquel s'était fait un abcès aigu qui avait détruit presque tout le lobe temporo-occipital.

Le patient fut d'abord soulagé, puis mourut d'épuisement. A l'autopsie on trouva qu'outre l'abcès, il y avait de l'encéphalite aiguë dans la partie postérieure des 2e et 3e frontales, et dans la partie inférieure des circonvolutions ascendantes.

Obs. 60 (résumée). — *Traumatisme. — Paralysie du membre supérieur. — Paralysie avec contracture du membre inférieur. — Trépanation. — Abcès cérébral. — Guérison.* — OBALINSKI. *Wien. med. Woch.*, 1882.

Un paysan de 45 ans est frappé à la tête le 23 avril par une lourde pierre. La plaie guérit, et le malade peut se lever à la fin de la première semaine. Mais au bout de 15 jours il a une hémiplégie droite et une céphalée violente.

L'auteur est appelé sept semaines après l'accident. Il constate à 2 centimètres de la suture sagittale, à gauche, une dépression cicatricielle qu'on ne peut toucher sans déterminer de vives douleurs. Paralysie faciale à droite, portant même sur l'orbiculaire des paupières. Paralysie du membre supérieur droit, avec flexion de l'avant-bras.

Paralysie du membre inférieur contracturé dans l'extension. Pas d'anesthésie. Réflexes exagérés. Les sens spéciaux sont intacts, l'intelligence est conservée, mais la mémoire diminuée, et la parole très lente. Pouls 84. Rien au rectum ni à la vessie.

L'auteur diagnostique un foyer de suppuration au-dessous de la cicatrice, sans savoir s'il résulte de la contusion cérébrale ou de la pénétration d'une esquille dans l'écorce ; et le 14 juin, il applique le trépan, sur la zone motrice. La rondelle osseuse extirpée ne présente pas d'esquilles, la dure-mère est saine. Après une ponction exploratrice qui ne fournit pas de liquide, l'auteur plonge le bistouri, et voit s'écouler une cuillerée de pus jaune sale, mêlé de substance cérébrale ; lavage à l'acide thymique, drainage et pansement antiseptique rigoureux.

Après l'opération, le sujet très affaibli, tombe dans un état de somnolence qui dure trois jours. La température varie de 38 à 39°,6. Le quatrième jour, l'intelligence revient, le patient se trouve mieux, parle beaucoup et déclare que les douleurs de tête ont disparu. Pendant la seconde semaine, il commence à mouvoir les doigts, puis l'avant-bras ; pendant la troisième, les membres inférieurs. Au bout de neuf semaines, il quitte l'hôpital complètement guéri.

Obs. 61 (résumée). — *Traumatisme. — Convulsions. — Hémiplégie gauche. — Trépanation. — Abcès. — Guérison.* — JOHN MORGAN. *Brit. med. Journal*, mars 1889.

Enfant de 9 ans, chute sur le crâne, avec plaie des téguments, sans fracture apparente. Perte de connaissance initiale, puis retour de la conscience sans paralysie. Le 4e jour, convulsions suivies d'hémiplégie gauche limitée aux membres. Trépanation le lendemain. On constate à deux pouces au-dessus de l'oreille droite, assez loin de la plaie tégumentaire, une dépression osseuse qui conduit à un abcès sous la dure-mère. Lavage de la plaie, curage des granulations de l'abcès et drainage. Pendant trois jours, légères attaques convulsives et état comateux, puis progressivement retour de l'intelligence et de la motilité, malgré une menace de hernie cérébrale. Finalement guérison complète.

Obs. 62. — *Fracture du crâne, suivie d'abcès au-dessus de la dure-mère, de hernie du cerveau et d'abcès du cerveau. — Guérison.* — Odillo Maher. *The Australian medical Gazette*, 15 décembre 1885.

Florence M..., âgée de 4 ans et demi, tombe d'une hauteur de 12 pieds ; immédiatement après, elle vomit le sang et présente les signes de la commotion cérébrale. Au-dessous de la bosse frontale droite, on constate une plaie de 2 centim., le frontal est brisé, et on aperçoit le cerveau entre les fragments. Dans la nuit qui suit, surviennent des convulsions limitées au côté gauche. Cependant les premiers accidents se dissipent, et la plaie marche rapidement vers la guérison.

Tout à coup, 40 jours après, éclatent des vomissements, des convulsions et de la fièvre, avec violente douleur surtout dans la région occipitale. Un petit trajet fistuleux permet de sentir le frontal dénudé ; on incise, on enlève un fragment osseux nécrosé, et aussitôt un pus fétide s'échappe de la surface de la dure-mère. Cette membrane paraît saine et laisse voir les pulsations du cerveau. Deux jours après cette opération, il se produit une petite hernie cérébrale.

O. Maher libère alors la peau sur une certaine étendue, et ramène les lambeaux au contact par dessus la hernie, plaçant un drain entre celle-ci et la peau. Les suites de ces deux opérations successives furent remarquablement bonnes et six semaines après l'enfant quitta l'hôpital, le 22 juin 1885.

Le 1er août, elle est prise subitement de convulsions limitées au côté gauche. O. Maher aidé de Fairfax Ross, pense avoir affaire à un abcès du lobe frontal droit. En explorant avec une sonde, celle-ci pénètre à travers une perforation de la dure-mère et s'enfonce à une profondeur de 5 centim. Sur elle, on glisse un bistouri, et aussitôt un flot de pus s'échappe avec violence. La cavité de l'abcès est lavée avec la solution phéniquée à 1/40. Après l'opération, on constate une hémiplégie gauche, qui d'ailleurs disparaît le lendemain.

Quinze jours après, l'enfant peut être considérée comme guérie. La température n'a jamais dépassé 37o,6.

Le 15 octobre, l'enfant est absolument bien portante ; elle ne présente aucun trouble de l'intelligence.

Obs. 63. — *Abcès cérébral. — Attaques épileptiformes. — Hémiplégie. — Trépanation. — Guérison.* — DAMER HARRISON.

Un garçon de 15 ans reçoit un coup sur le côté droit de la tête ; trois jours après, il est pris de convulsions d'abord localisées au bras droit, puis à la jambe correspondante. Douleurs vives à la tête, intelligence obtuse ; troubles de la vue de l'œil droit. Sur le côté gauche du crâne se voit une cicatrice correspondant à un traumatisme grave subi onze ans auparavant. Depuis près d'un an l'enfant ressentait des fourmillements dans le bras droit, et le coup récent n'avait servi que de cause occasionnelle à l'éclosion des accidents.

L'auteur diagnostique un abcès du cerveau sous-cortical. Trépanation à près d'un pouce en avant de la scissure de Rolando ; l'os est adhérent à la dure-mère et inégalement épais ; on agrandit l'ouverture jusqu'à ce qu'on retrouve l'os avec ses dimensions normales et on attend sans ouvrir les méninges.

Après une amélioration marquée pendant 48 heures, les accidents continuent à s'aggraver, l'enfant devient comateux et sa paralysie est absolue. Harrison incise alors la dure-mère crucialement, et avec un ténotome fait une ponction verticale dans le cerveau à un pouce de profondeur ; une goutte de pus sort le long de l'instrument. Harrison agrandit largement l'incision et retire quatre drachmes d'un pus fétide. Lotions au sublimé de la cavité abcédée, drainage et pansement antiseptique.

Trois jours après, retour des mouvements dans la jambe droite, et six jours après dans le bras. Malgré une hernie du cerveau qui fut réduite par compression, le malade guérit en trois mois et demi.

Obs. 64 (résumée). — *Abcès intra-orbitaire. — Hémiplégie. — Trépanation. — Mort. — Épanchement purulent sous-duremérien.* — W. B. MACKAY. *Edinb. Med. Journ.,* vol. 374, p. 125, 1886.

Il s'agit d'un homme qui eut un abcès intra-orbitaire ouvert par incision ; peu après phénomènes de compression cérébrale : état comateux et hémiplégie du côté opposé. On trépane dans la région temporale. Après incision de la dure-mère, écoulement d'une petite quantité de pus ; légère amélioration momentanée de l'état du malade. A l'autopsie, on trouve une nappe de pus à la surface des circonvolutions ascendantes, dans les deux tiers inférieurs.

Obs. 65 (résumée). — *Abcès consécutif à une otite.* — *Aphasie.* — *Trépanation.* — *Guérison.* — JORDAN LLOYD. *British. med. Journal*, 20 avril 1889.

Homme de 29 ans, souffrant depuis longtemps d'une affection de l'oreille moyenne. Au moment de l'opération, le malade était moribond, et le seul symptôme de localisation qu'on pût constater, était de l'aphasie développée depuis quelques heures.

Le crâne fut trépané à 1 pouce au-dessus de l'orifice externe du conduit auditif gauche. Les tissus traversés, jusqu'au cerveau étaient sains. Un abcès contenant cinq onces de pus fétide fut ouvert dans le lobe temporo-sphénoïdal. Le malade revint progressivement à la santé.

Obs. 66. — *Traumatisme ancien.* — *Douleur et paralysie du poignet.* — *Trépanation* — *Abcès.* — *Mort.* — STIMSON. *Archives of medicine*, 1887, p. 218.

Homme de 26 ans, frappé au côté droit de la tête par une pierre. Pas de fracture, mais une plaie contuse du cuir chevelu. Vers la cinquième semaine, hébétude et céphalalgie. A la onzième semaine on constate une paralysie du poignet gauche. Opération le 20 juillet 1880. Pas d'anesthésie. Le trépan est appliqué sur la partie supérieure de la cicatrice au niveau de la partie moyenne de la circonvolution pariétale ascendante, et un peu en arrière.

Deux onces de pus furent retirées par une ouverture profonde de 1 centimètre. Un stylet pouvait être introduit à 2 pouces de profondeur. Le patient mourut 9 heures après l'opération. A l'autopsie, on trouva une cavité affaissée, siégeant dans le lobe pariétal, en arrière de la circonvolution pariétale ascendante, et au niveau de sa moitié inférieure, dont elle était séparée par un léger sillon.

IV. — Observations diverses.

Obs. 67 (inédite). — *Traumatisme ancien.* — *Épilepsie jacksonnienne.* — *Réseau vasculaire anormal.* — *Trépanation.* — *Guérison.* Recueillie dans le service de notre excellent maître le Dr PÉAN, par notre collègue M. LASKINE.

Le nommé Béranger, Joseph, âgé de 16 ans, est entré à l'hôpital St-Louis, le 8 octobre 1889, dans le service du Dr Péan.

Les antécédents héréditaires n'ont rien de caractéristique. Les antécédents personnels sont excellents ; à part quelques affections habituelles dans l'enfance la santé a toujours été bonne.

Historique de l'affection actuelle. Il y a 7 ans, le jeune garçon a été renversé sur une route par un cheval qui l'a piétiné. Il perdit connaissance au moment de l'accident et ne recouvra ses sens que huit jours plus tard à l'hôpital des Enfants où on l'avait transporté. Là, il serait resté trois ans, et le traitement subi se serait borné à de simples pansements de la plaie contuse qu'il portait au niveau de la partie moyenne du pariétal droit.

En diverses circonstances, on aurait même retiré quelques esquilles d'une fracture de ce même os.

Le malade sortit guéri en 1885.

En 1887, il fut pris d'accès convulsifs, d'abord espacés, et ne se montrant que tous les mois environ. Les attaques étaient légères, courtes, et n'amenaient pas de perte de connaissance.

Depuis un an, l'état s'est notablement aggravé, les crises sont plus violentes et plus fréquentes ; il y en a souvent plusieurs dans la même journée. La mémoire est altérée, les forces sont également diminuées, et le petit malade traîne la jambe gauche en marchant. L'attaque n'est précédée d'aucune aura, et il n'y a pas de cri initial. Il commence par agiter le bras gauche, qui devient le siège de petits tremblements ; puis les secousses se montrent dans la jambe et la cuisse du même côté.

Enfin en dernier lieu on observe des convulsions dans les muscles du côté gauche de la face.

Il y a de la déviation conjuguée de la tête et des yeux dans le même sens.

L'attaque entière ne dure que quelques secondes ; ensuite le malade reste pendant quelques instants dans un état d'hébétude assez marquée, et revient progressivement à la connaissance.

État actuel. — Le jeune malade est d'une constitution robuste. Le système musculaire et osseux est bien développé. On n'observe ni adipose, ni atrophies.

Le réflexe rotulien est mieux marqué à gauche. Le dynamomètre indique une puissance musculaire un peu moindre dans les muscles du côté gauche.

La sensibilité est diminuée du même côté, mais les réponses du malade n'ont pas assez de netteté pour qu'on puisse exactement l'apprécier. Les sensations spéciales de chaud, de froid, la sensibilité tactile ne sont aucunement modifiées. Il en est de même de l'odorat et du goût. Au niveau de la partie moyenne du pariétal droit, existe une dépression osseuse allongée mesurant près de 4 centim. dans le sens vertical.

Il n'y a pas de rétrécissement du champ visuel. L'acuité visuelle est un peu moindre à droite à cause de lésions de kératite ancienne.

L'opération a été faite le 15 octobre.

Précautions antiseptiques, chloroforme.

L'incision cruciale est faite au niveau de la dépression qui correspond au milieu de la région rolandique, dans un point qui concorde avec celui qui est indiqué par les symptômes de localisation. On constate une fente osseuse de 7 à 8 mill. d'écartement, obstruée par un tissu cicatriciel dense qui est enlevé. Au moyen de la pince-gouge, les bords osseux environnants sont enlevés sur une assez grande étendue. Au niveau de la cicatrice existait un réseau vasculaire très développé, et entremêlé de trousseaux fibreux.

Les vaisseaux sont enlevés après ligature.

La dure-mère incisée, montre la surface corticale intacte. Elle est suturée ensuite au catgut. Les investigations ne sont pas poussées plus loin, M. Péan estimant que le tissu cicatriciel et les masses vasculaires était suffisants pour produire la compression. Suture des téguments et pansement antiseptique. La guérison s'est faite rapidement et sans incident.

Depuis, le jeune garçon n'a plus présenté la moindre crise épileptiforme.

Obs. 68. — *Excision du centre du pouce provoquant des attaques d'épilepsie jacksonnienne. — Guérison.* — NANCRÈDE. *Medical News*, 24 nov. 1888.

Charles L. R , âgé de 27 ans ; bons antécédents, aucune histoire d'épilepsie ou d'affection nerveuse chronique. Jusqu'à l'âge de 9 ans le malade avait joui d'une santé parfaite ; à cette époque il fut frappé au niveau du pariétal gauche, avec une telle force par une pièce de bois, qu'il perdit connaissance pendant trois heures. En reprenant conscience, il eut des convulsions qui se reproduisirent 3 fois en peu de temps. Elles siégeaient, d'après son récit, dans le côté droit, et ressemblaient à celles qu'il a eues récemment. Les attaques se renouvelèrent avec une fréquence variable, laissant quelquefois des intervalles de santé parfaite de plus de 2 mois. Il fut même trépané par le Dr Steinbach, à Brockley Hospital. On lui enleva sur le pariétal gauche, au niveau de la ligne rolandique, une couronne d'os très dense. La plaie guérit bien, mais au bout de quelque temps, les attaques reparurent, et c'est en septembre 1888 qu'il entra dans le service de Nancrède.

Une étude attentive des 24 attaques qu'il eut dans les 8 jours qui précédèrent l'opération, démontra que la succession des symptômes se faisait dans l'ordre suivant :

Une douleur aiguë et pongitive partait du siège du traumatisme, pour atteindre le milieu de la tête. Une sensation d'engourdissement était ensuite observée dans la jambe droite ; la face se congestionnait, la vue devenait trouble, et des traits de lumière passaient devant les yeux.

Ces prodromes étaient d'une telle constance, que le malade savait parfaitement quand l'attaque allait le prendre. En même temps le pouce droit était fortement fléchi sur la paume de la main ; le poignet et les doigts se plaçaient en extension, et l'action des interosseux amenait une sorte de griffe imparfaite. Ensuite la main et le poignet se portaient lentement dans la pronation forcée.

Après ces mouvements, la tête s'inclinait latéralement à droite, avec rotation marquée du même côté ; la langue était projetée en avant, et il y avait de la déviation conjuguée des globes oculaires à droite. Tous ces mouvements toniques duraient les 9/10ᵉ de l'attaque. Puis survenait une période clonique qui terminait l'attaque, et dans laquelle les mouvements étaient généralisés, mais avec prédominance du côté droit. La perte de connaissance était complète.

La veille de l'opération, la tête fut rasée et lavée suivant les préceptes de Horsley ; on détermina la situation des sillons de Rolando et de Sylvius, qui furent marqués au crayon de nitrate d'argent. La position présumée du centre du pouce fut indiquée dans un point correspondant exactement à celui où il fut trouvé pendant l'opération. Pour ces déterminations, on fit usage de la méthode de Thane et Horsley modifiée par Lewis, de celles de de Hare et de Championnière.

L'opération fut faite le 4 octobre. Injection hypodermique préalable de sulfate de morphine et d'ergotine, puis éthérisation. Avant l'anesthésie complète, le patient eut une attaque caractéristique. Les extrémités de la ligne de Rolando furent marquées par une encoche sur l'os, et un large lambeau semi-circulaire fut récliné. Le centre était adhérent à un tissu fibreux épais et très dense qui occupait le siège de l'ancienne ouverture du trépan. Une couronne de trépan fut appliquée sur le siège de l'ancienne opération, mais un peu en avant, pour trouver plus facilement un point qui n'eût pas d'adhérences avec la dure-mère. L'os était très dense.

Après l'incision de la dure-mère, on s'aperçut qu'elle adhérait fortement excepté en avant et en arrière, aux 2/3 inférieurs de l'aire motrice. Cette masse cicatricielle fut disséquée avec soin du cerveau sous-jacent. L'ouverture du trépan fut élargie dans toutes les directions jusqu'à ce qu'on eût atteint la limite des adhérences de la dure-mère. Les tissus cicatriciels furent enlevés, laissant à nu une surface ovoïde de 2 pouces sur 2 pouces 1/4, où on pouvait apercevoir la scissure rolandique.

On se servit alors de l'électrisation pour déterminer exactement le siège du centre du pouce. Lorsqu'on atteignit le point de la circonvolution pariétale ascendante, regardé par Horsley comme le point cherché, dans le deuxième quart à partir du bas, le pouce se fléchit subitement, et malgré l'anesthésie complète, une attaque se produisit, analogue dans tous ses détails à celles qu'on observait avant l'opération. Chaque fois qu'on appliquait les électrodes sur ce point, mais sur ce point seulement, on avait une attaque. Il est intéressant de noter qu'en prolongeant l'électrisation de ce centre, on ait pu déterminer des convulsions généralisées. Je constate que c'est la première mention qui ait été faite de convulsions généralisées produites sur le vivant par cet agent ; quoique Mac Ewen en ait produit par la curette.

De plus, en excitant avec un fort courant, le centre assigné au pouce dans la frontale ascendante, on n'obtint aucun mouvement ; mais les autres centres, de l'épaule, de l'avant-bras, et les centres faciaux furent trouvés aux points indiqués par Horsley. La circonvolution pariétale ascendante fut excisée au point cherché, sur une largeur d'un demi-pouce, et en profondeur jusqu'au voisinage de la couronne rayonnante.

L'électrisation appliquée ensuite sur le point excisé, ne donna rien du côté du pouce, et il fut impossible de provoquer des convulsions comme précédemment.

L'hémorrhagie des vaisseaux de la pie-mère, qui avait donné 7 ou 8 onces de sang, fut arrêtée par le pincement au moyen de serres-fines, puis par la ligature au catgut. Irrigation avec une solution mercurielle, suture du lambeau au crin de Florence, drainage.

Après l'opération, il y eut des vomissements ; les effets de l'opium, de l'anesthésie prolongée (2 heures d'éthérisation), de la perte de sang, de l'électrisation du cerveau, avaient amené un état de shok alarmant, et ce ne fut qu'avec une respiration artificielle vigoureuse, de l'électrisation, des injections hypodermiques d'atropine et de digitale, qu'une terminaison fatale put être évitée. Après le retour à la conscience, tout pouvoir moteur était perdu dans le pouce ; la flexion et l'extension de la main, des doigts et du poignet étaient affaiblies ; il y avait de plus une paralysie bien marquée du facial droit, de la moitié correspondante de la langue, et une aphasie complète.

Tous ces symptômes, excepté ceux du pouce et du poignet pouvaient être attribués :

1° À l'ablation pendant la dissection de la pie-mère, d'une partie des grandes cellules motrices de l'écorce, qui avaient dû être arrachées avec les enveloppes ; 2° à la privation de vascularisation des centres moteurs et de ceux du langage, par la section des artérioles de la pie-mère qui les irriguait. Température, 98°,2 F.

Pouls, 108. Le 5 le pansement fut refait.

Le 5e jour après l'opération, la parésie de la main et du poignet était devenue une paralysie complète. Cependant il était possible de provoquer quelques mouvements de flexion du poignet. Ceci dura 36 heures, puis la paralysie de la 9e paire et l'aphasie disparurent.

Après 18 jours on eut quelques mouvements dans le pouce. Le 20e jour, le malade avait regagné tous ses mouvements de la main, mais le pouce était encore faible.

L'état général était excellent, et il n'y eut plus de convulsions.

— 181 —

L'auteur fait remarquer que l'association de la morphine et de l'éther s'oppose à une bonne respiration ; de plus il reconnait que l'excitation électrique est *injurieuse* et ne doit être employée que le temps nécessaire.

RÉFLEXIONS. — Cette observation, une des plus intéressantes de notre recueil, tient de l'expérience physiologique, autant que de l'intervention chirurgicale, et c'est là le seul reproche qu'on puisse lui faire. L'auteur reconnait d'ailleurs que l'électrisation cérébrale sur le vivant est loin d'être inoffensive. A part ceci, elle démontre que la simple ouverture du crâne ne peut guérir les accidents convulsifs qui sont sous la dépendance d'une lésion de l'écorce ou des enveloppes, puisque la première tentative est restée sans résultat. Elle prouve également que l'ablation d'un centre n'est pas suivie de paralysie permanente, l'expérience physiologique, il est vrai, avait depuis longtemps montré qu'il était impossible d'obtenir une hémianopsie permanente par l'ablation d'un seul centre visuel. Peu importe d'ailleurs le mécanisme qui préside à cette restauration.

Quant à la production d'une épilepsie généralisée par l'excitation électrique d'un seul centre, c'est un fait connu avant l'expérience de Nancrède, puisque les recherches de François Franck sont antérieures.

Obs. 69. — *Traumatisme ancien. — Épilepsie partielle. — Trépanation. — Exostose enlevée. — Guérison.* — SOUTHAM. *Lancel,* 9 février 1889.

William F... télégraphiste, âgé de 32 ans, entra dans mon service, à l'infirmerie royale de Manchester, en août 1887, avec l'histoire suivante : En décembre 1886, il fit une chute de 16 pieds, sur le côté gauche de la tête vers la région temporale ; il y eut une plaie du cuir chevelu sans fracture apparente. Il fut porté sans connaissance à l'hôpital, où il resta 3 semaines. Au bout de ce temps, il sortit, ne ressentant plus aucun symptôme de son accident. Peu après, il commença à souffrir d'attaques d'une nature particulière.

Sans *aura*, il était brusquement pris de convulsions limitées aux muscles du côté droit de la face, en même temps il était pris d'étourdissement, tombait à terre sans connaissance, et restait dans cette position pendant un temps variable, souvent pendant plusieurs heures. Dans l'intervalle, on ne trouvait aucune trace de paralysie de la face ou des muscles du corps.

La parole était normale, et il n'y avait aucune trace d'affaiblissement des sens. Les attaques revenaient à intervalle irrégulier, quelquefois, il y en avait 5 ou 6 par jour, quelquefois 3 ou 4 dans la semaine, rarement, il se passait une semaine sans qu'il y eut d'attaques.

A l'hôpital, on fit d'abord deux opérations qui consistaient à libérer la cicatrice du cuir chevelu, en la disséquant de l'os sous-jacent. Chacune de ces opérations, fut suivie d'une amélioration passagère.

Le malade, en présence de la persistance des symptômes, et de l'impossibilité pour lui de se livrer à une occupation suivie, vint me consulter.

Examen : cicatrice très nette et adhérente, de un pouce de long, occupant la région temporale gauche. Il n'y avait aucune dépression pouvant faire supposer une fracture ancienne de l'os sous-jacent. Le patient fut soumis à un traitement par l'iodure et le bromure de potassium ; pendant trois semaines, mais sans modifications des symptômes, les attaques se montrant comme auparavant.

Mon collègue, le Dr Ross, qui examina le malade avec moi, fut d'avis qu'il s'agissait d'épilepsie traumatique due à une lésion irritative du cerveau, au niveau du traumatisme, et qu'il fallait trépaner à cet endroit.

Le 7 septembre 1887, l'opération fut faite avec l'antisepsie la plus minutieuse ; la vieille cicatrice fut disséquée de l'os sous-jacent, et le péricrane écarté. Une couronne osseuse de la dimension d'un shelling fut enlevée à un point situé à deux pouces et demi au-dessus, et à un pouce en arrière de l'apophyse angulaire externe du frontal. La portion d'os enlevée ne présentait aucune trace de fracture, mais elle était irrégulièrement épaissie et sclérosée ; le diploé avait disparu, et était remplacé par un tissu osseux dense et compact ; la face profonde était raboteuse, et portait une exostose de 1/4 de pouce de diamètre, ayant la couleur et la dureté de l'os voisin.

La partie découverte de la dure-mère était inégale et intimement adhérente à l'os qui la recouvrait. A part ceci, elle avait une apparence normale ; comme elle ne faisait pas saillie à travers l'orifice crânien, et que rien n'indiquait une tension intra-crânienne exagérée, on ne l'incisa pas ; en effet, on pouvait admettre que la pression causée par les saillies et les irrégularités de l'os suffisaient à expliquer tous les symptômes.

La plaie fut refermée, le périoste suturé avec du catgut, et les téguments avec du fil d'argent. Un drain fut laissé dans la plaie. La guérison fut rapide, malgré une légère suppuration, la température ne dépassa pas 99° F.

Le onzième jour, le malade put se lever, et le trentième, il quitta l'hôpital, sans avoir présenté la moindre attaque depuis l'opération. Actuellement, depuis une quinzaine, les attaques ont reparu, à intervalles irréguliers, et très atténuées ; elles consistaient surtout en étourdissements, avec mal de tête, mais sans perte de connaissance, et excepté en une occasion, sans convulsion des muscles de la face. Ces attaques sont devenues de moins en

moins fréquentes, et depuis janvier 1888, elles ont complètement disparu. En
avril, le malade put reprendre ses occupations de télégraphiste, et maintenant il est enchanté de sa guérison. Une petite dépression indique le siège
de l'opération ; la pression n'y est pas douloureuse, et on n'y sent aucun
battement.

RÉFLEXION. — Le diagnostic, dans ce cas était facile à l'aide
des seuls symptômes de localisation. La coexistence d'une
cicatrice cutanée, au niveau des centres irrités, permettait
d'être plus affirmatif encore.

L'auteur attribue la pathogénie des accidents à des lésions
de la table interne, bien que le traumatisme ait été insuffisant
pour produire une fracture bien nette.

Consécutivement à ces froissements, l'os aurait été le siège
d'une inflammation qui se serait propagée à la dure-mère, d'où
la production des irrégularités osseuses, et des adhérences.

OBS. 70 (résumée). — *Traumatisme ancien.* — *Accès épileptiformes.*
— *Trépanation.* — *Mort.* — LEES et PAGE. *Lancet*, 20 avril 1889.

Homme de 38 ans, reçu à l'hôpital pour des attaques épileptiformes commençant toujours par le pied gauche. 14 ans auparavant, il était tombé de
cheval sur le front. Le traumatisme avait été violent, et le patient après avoir
gardé le lit un mois, était resté 2 mois sans pouvoir reprendre son travail.
Immédiatement après l'accident, il avait commencé à avoir des maux de tête
violents, qui n'ont pas cessé depuis. Sept mois plus tard, il avait eu comme
des auras sensitives, débutant par le pied gauche, et surtout par le gros orteil,
et s'étendant plus ou moins loin à la jambe, à la cuisse, au corps. Il y a
sept ans, il eut des attaques qui toujours étaient précédées de l'aura. Les
auras qui ne remontaient pas jusqu'à la tête, n'étaient pas suivies d'attaques,
mais celles qui remontaient jusque-là, étaient immédiatement accompagnées
de convulsions.

Il avait habituellement une série de cinq ou six attaques consécutives,
séparées par de courts intervalles. Il portait, sur le front, une longue cicatrice
verticale, et avait une cataracte de l'œil gauche avec rupture de l'iris. Cet
œil était complètement aveugle.

Du côté droit, la papille était normale ; par la pression, on trouvait un point
douloureux à la région postérieure et supérieure du crâne, du côté droit, très
près de la ligne médiane.

Ce point pouvait avoir un diamètre de un pouce et demi, et se trouvait à

3/4 de pouce en arrière de l'extrémité supérieure du sillon de Rolando. Il n'y avait ni anesthésie, ni paralysie, les réflexes étaient normaux.

Les *auras* étaient alors fréquentes, 10 à 12 par jour, elles commençaient invariablement par le pied gauche, soit le cou-de-pied, soit le talon. Elles remontaient quelquefois à une petite distance le long de la jambe et de la cuisse, parfois jusque dans le côté gauche du corps et dans le bras. Les plus violentes attaques survenaient la nuit, et ne pouvaient guère être observées ; mais dans deux ou trois cas, il fut trouvé par l'infirmier, sur le parquet de la salle, ou sous le lit d'un autre malade, en état de mal. Il paraissait évident que ces symptômes dépendaient d'une irritation de la partie postérieure du centre cortical du membre inférieur gauche, dans l'hémisphère droit. La continuité des symptômes, et l'absence de névrite optique, rendait invraisemblable la présence d'une tumeur. On ne put avoir de renseignements au sujet de la syphilis, mais pour se mettre à l'abri de cette éventualité, on donna pendant un mois, une forte dose d'iodure, sans amener le moindre résultat. On pouvait songer à une lésion de l'os irritant le cerveau ou à une cicatrice de la partie corticale de celui-ci.

Le patient fut trépané sur le point douloureux, la rondelle osseuse fut enlevée aussi près de la ligne médiane, qu'il était possible de le faire avec sécurité.

L'os fut trouvé épais et rugueux, mais la dure-mère était normale. Elle fut incisée, et la surface du cerveau explorée avec le doigt ne montra rien de pathologique. L'opération fut faite antiseptiquement. Peu après, les *auras* devinrent moins fréquents, puis recommencèrent. La plaie se ferma par première intention. Le 15e jour, une attaque violente se montra, suivie deux heures après par une deuxième qui fut si violente, que le médecin jugea utile d'administrer le chloroforme. Après cinq inspirations, le pouls et la respiration cessèrent brusquement, et tous les efforts pour les rappeler furent inutiles. Il est bon d'ajouter que pendant la trépanation, on l'avait maintenu sous le chloroforme pendant un temps considérable, on donnait un peu d'éther quand le pouls faiblissait. C'était du reste un alcoolique.

Autopsie. — La plaie était cicatrisée, au-dessous, la dure-mère adhérait à la périphérie de l'orifice de trépanation, qui était obturé par un caillot. La pie-mère et l'écorce adhéraient. A ce niveau, la substance grise et la substance blanche étaient hyperhémiées et ramollies. La cavité de l'arachnoïde contenait un excès de liquide. Le long du sinus longitudinal, l'os était irrégulier, et à 3 pouces en arrière de la suture coronale, il y avait un ostéophyte partant de la ligne d'insertion gauche du sinus longitudinal.

RÉFLEXION. — L'auteur ne pense pas que l'ostéophyte ait été la cause des symptômes, car il correspondait à un point situé un peu en arrière de la région motrice. Peut-être cependant y aurait-il là, une action à distance. Peut-être aussi, comme dans les cas de Horsley et de Lloyd, le cerveau paraissant sain, à l'œil nu, y avait-il des lésions microscopiques, qui, pour les auteurs précités, eussent nécessité une excision ? Faut-il d'autre part, attribuer l'irritation à l'adhérence de la pie-mère et de la substance cérébrale ? Il nous est impossible de le décider.

Obs. 71.— *Traumatisme ancien. — Méningo-encéphalite. — Accès épileptiformes. — Hémiplégie. — Trépanation. — Excision. — Guérison. —* DEMONS.

Il s'agit d'un mécanicien de 39 ans, qui, à la suite d'une chute au fond d'un puits, avait présenté des phénomènes cérébraux graves, et avait gardé pendant plusieurs mois, une paralysie incomplète du membre supérieur gauche et du membre inférieur droit. Il était bien guéri, ne conservant plus qu'une légère parésie du membre inférieur droit, et à gauche une notable diminution de l'ouïe et une perte du sens du tact dans la main, lorsque deux ans plus tard, survinrent brusquement des accès répétés d'épilepsie partielle, et peu après une hémiplégie gauche.

Ces convulsions et cette paralysie avaient tous les caractères attribués à celles qui sont sous la dépendance d'une lésion des centres moteurs corticaux du facial inférieur et des membres.

Les commémoratifs étaient vagues ; d'autre part, il n'existait sur le côté droit de la tête, ni cicatrice, ni saillie, ni dépression, ni douleur spontanée ou provoquée en un point quelconque. Par contre, on voyait sur le côté gauche, en arrière de la bosse pariétale, une dépression à bords lisses et indolore, de la largeur d'une pièce de cinq francs.

Le malade me paraissant voué à une mort prochaine, je me décidai à appliquer une couronne de trépan. Dans l'espèce, à moins de tenter une opération hasardeuse, je ne pouvais prendre pour guide que la doctrine des localisations cérébrales. Négligeant donc et la parésie du membre inférieur droit, qui n'avait subi depuis longtemps aucun changement, et la dépression du côté gauche du crâne qui ne paraissait jouer aucun rôle dans les accidents observés, je résolus de mettre à découvert les circonvolutions motrices du côté droit. Fallait-il agir sur leur partie supérieure (centre des mouvements du membre inférieur), sur la partie moyenne (centre des mouvements du membre supérieur), ou sur la partie inférieure (centre des mouvements du facial inférieur) ? Les accès d'épilepsie jacksonienne ayant débuté d'abord par des fourmillements dans la main gauche, puis dans la région sous-maxillaire, je crus indiqué d'ouvrir le crâne au niveau de la partie moyenne du sillon de Rolando. J'étais, d'ailleurs, bien décidé, si besoin était, à appliquer d'autres couronnes de trépan, M. Lucas-Championnière ayant démontré que trois couronnes suffisaient à mettre au jour toute la région motrice en question.

Je me servis des mensurations indiquées par ce chirurgien. Or, après avoir incisé les téguments, je tombai exactement, sur le point malade. Je trouvai une fracture linéaire de trois centimètres de longueur, puis un foyer de méningo-encéphalite. J'enlevai les parties altérées, comprenant les méninges et l'écorce cérébrale.

L'opération fut faite d'après la méthode antiseptique.

Le patient n'eut plus qu'un accès épileptiforme léger, quelques heures après l'acte chirurgical. Un mois plus tard, la plaie était cicatrisée, et la paralysie avait disparu : le malade était guéri.

La parésie à peine sensible du membre inférieur droit, la perte du tact de la main gauche et la diminution très accentuée de l'ouïe du même côté, n'avaient subi aucune modification, Aujourd'hui après vingt-trois mois, la situation n'a pas changé.

L'opéré a repris ses anciennes occupations, ses facultés intellectuelles sont intactes, et sa santé est demeurée parfaite, La cicatrice est fibreuse, indolore, les mouvements du cerveau ne sont pas perçus.

Obs. 72 (résumée). — *Convulsions localisées.* — *Paralysie partielle.* — *Trépanation.* — *Ablation de substance corticale.* — *Amélioration.* — J. Hendrie Lloyd. *The Journ. of nerv. and ment. diseases.* 1889, n° 6.

Homme de 35 ans environ, ayant des accès d'épilepsie depuis 14 ans. Ces accès débutaient par une *aura* sensitive, partant de l'index de la main gauche ; puis un tremblement de ce doigt précédait les mouvements convulsifs du bras gauche, et de la moitié gauche de la face. Ces parties étaient quelquefois seules animées de mouvements, avec une perte de connaissance, ou nulle ou légère. D'autres fois, il y avait généralisation de l'accès, avec perte de conscience. Dans les intervalles entre les accès, l'index et le doigt du milieu, la moitié gauche de la face, étaient paralysés. L'opération consista à découvrir les parties moyenne et inférieure des frontales et pariétales ascendantes, et à enlever les parties de ces circonvolutions qui furent trouvées par excitation électrique directe, commander la flexion de ces doigts et la contraction des muscles de la face.

Après l'opération, le patient n'eut plus d'accès, ou plutôt n'en eut que de très légers pendant trois mois. La parésie des doigts et de la face persistait. Il faut rappeler qu'avant l'opération, il avait journellement de 15 à 28 accès.

Quelques semaines après la communication du cas à la Société, il eut un accès, et pendant les six mois qu'il resta à l'hôpital il en eut dix. Ces accès d'après les surveillants et le patient (les médecins n'ayant jamais pu assister à la chose), ressemblaient fort aux anciens et avaient lieu principalement la nuit. Le patient quitta subitement l'hôpital et n'a pas donné de ses nouvelles, mais il a obtenu une place dans un établissement de chevaux qui lui permet de gagner sa vie.

Comme résultat de l'opération au total, il y a eu suspension des accès pendant quatre mois; puis un retour de ces accès, quoique beaucoup moins fréquents qu'auparavant.

Obs. 73 (résumée). — *Distension ventriculaire.* — *Trépanation. Mort.* — Ferrier. *Brit. med. journal,* mai 1885.

Individu atteint d'hémiplégie gauche, de douleur frontale droite, de double névrite optique, et dans un état comateux. On avait diagnostiqué une tumeur située au voisinage de la fente sphénoïdale. Lister fit une trépanation exploratrice. A peine eut-il incisé la dure-mère, qu'un jet de liquide s'échappa d'une sorte de kyste, lequel était en réalité, la corne antérieure du ventricule très distendu. Le malade éprouva immédiatement une amélioration notable, la paralysie diminua et le coma disparut, mais la mort survint huit jours après, du fait des progrès de la tumeur.

Obs. 74 (résumée). — *Traumatisme ancien.* — *Attaques épileptiformes.* — *Parésie des membres du côté droit.* — *Trépanation.* — *Amélioration.* — Horsley. *Brit. med. journal,* 1887, p. 863.

G. W..., âgé de 37 ans, a reçu, il y a 15 ans, un coup violent sur la tête, depuis 3 ans il est sujet à des attaques épileptiformes, et il a vu se développer progressivement, une parésie de la jambe et du bras droit. La mémoire est très atteinte, et l'état mental affaibli. Diagnostic : lésion cicatricielle à l'extrémité supérieure de la scissure de Rolando. On applique le trépan sur ce point le 8 novembre 1886. On trouve l'os normal ; après l'incision de la dure-mère, on trouve une large cicatrice kystique de l'écorce, qui est enlevée incomplètement, à cause de l'état de collapsus du malade. Pansement phéniqué, drain enlevé le 1er jour. Réunion par première intention. Le premier jour il y eut 4 attaques, 2 le sixième jour, et une à la fin de la semaine; l'état mental est amélioré, les mouvements ont reparu, et la paralysie de le sensibilité qui existait concurremment, a presque disparu.

OBS. 75 (résumée). — *Attaques épileptiformes. — Paralysie du côté droit. — Trépanation. — Amélioration. — HORSLEY. Brit. med. Journal, 1887, p. 863.*

F. W., âgé de 4 ans, présente 3 à 14 attaques épileptiformes par jour, il a une paralysie presque complète du bras et de la jambe droits. Etat semi-comateux la plupart du temps. On pense à une lésion au-dessous de l'écorce de la région des centres, probablement un kyste hémorrhagique. Le trépan est appliqué sur la région gauche, et on fait l'exploration du cerveau par incision. Suites opératoires parfaites. Les attaques qui se sont montrées 4 ou 5 fois dans le mois suivant, ont complètement disparu depuis.

Du côté de la paralysie et de l'état mental, il n'y a eu aucune modification.

OBS. 76 (résumée). — *Attaques d'épilepsie. — Parésie de la face, de la langue et de l'articulation. — Trépanation. — Excision cérébrale. — Amélioration. — HORSLEY. Brit. med. Journal., 1887 p. 863.*

O. S. H., enfant de 10 ans, imbécile, présentant des attaques d'épilepsie, débutant par la commissure labiale gauche, et se renouvelant 3 à 6 fois par jour. Il y a une paralysie incomplète de la face et de la langue; l'articulation des mots est défectueuse. On diagnostique une lésion corticale de la région motrice. Le trépan est appliqué le 19 octobre 1886, au niveau du centre facial; celui-ci, après l'ablation de la rondelle osseuse, est exactement déterminé au moyen de l'excitation faradique, et toute l'écorce qui le compose est enlevée. Pansement habituel et guérison rapide. Au point de vue fonctionnel, il y a de l'amélioration; il y a eu la première nuit, du tremblement des lèvres, et la deuxième nuit, une attaque; depuis les attaques se sont encore montrées, mais avec une fréquence moitié moindre. La paralysie n'a pas été modifiée, mais l'état mental, et l'état général, se sont considérablement améliorés.

OBS. 77. — *Traumatisme ancien. — Monoplégie brachiale. — Attaques épileptiformes. — Trépanation. — Guérison. — FISCHER (de Breslau). Congrès allemand de Chirurgie, 1888.*

Homme de 47 ans; choc sur le crâne, enfoncement de la voûte qui détermine, malgré la réduction des fragments, une paralysie gauche qui ne disparaît que lentement; le membre supérieur gauche resta toujours un peu faible; environ deux mois après le traumatisme, se produisit une première attaque d'épilepsie, qui débuta par le bras paralysé, prit ensuite les muscles de la face, puis ceux du membre inférieur du même côté, pour passer enfin

— 189 —

du côté opposé, et de bas en haut. Il y eut assez souvent de six à douze accès
dans les 24 heures. Le siège du mal étant supposé au niveau de la frontale
ascendante, on fit, le 20 octobre 1887, une trépanation à cet endroit, qui
correspondait à la partie postérieure de la cicatrice osseuse.

On trouva un enfoncement de la table interne qui pressait sur la dure-
mère : pas de pulsations cérébrales. On enleva l'os jusqu'à ce que le cerveau
battit librement. Guérison de la plaie, de l'épilepsie et de la faiblesse parésique du membre supérieur gauche.

Obs. 78 (résumée). — *Hémiplégie.* — *Attaques épileptiformes.* —
Pas de lésions. — *Trépanation.* — *Guérison.* — Hoffman.
Communiquée au *Congrès allemand de chirurgie*, 1889.

Homme de 30 ans, pris le 10 mars 1889 de céphalalgie violente, de
vomissements, de ralentissement du pouls ; scintillement, faiblesse sans
élévation de température. Pas de syphilis dans les antécédents ; malgré
cela l'iodure de potassium amena une amélioration notable, mais, les jours
suivants, se produisirent des attaques épileptiformes, puis une hémiplégie
complète de tout le côté gauche avec paralysie de la vessie. Le même jour
trépanation au niveau du temporal (?). Le soir déjà le malade remue le côté
paralysé, retour du sensorium, disparition de la céphalalgie et de tous les
autres accidents. Le sinus latéral a été ouvert.

L'auteur attache une grande importance à la décompression de l'encéphale.

Obs. 79 (résumée). — *Épilepsie jacksonnienne.* — *Trépanation.* —
D\u1d63 Larger. Communiquée au *Congrès français de chirurgie*, 1889.

Il s'agit d'un homme de 48 ans qui, depuis plusieurs mois, était sujet à
des crises répétées se prolongeant par séries de 12 heures environ chacune,
et caractérisées par les symptômes suivants : perte subite de connaissance
après une aura partant du pied gauche ; convulsions cloniques consistant en
secousses rythmées de la jambe, du bras et du cou, du côté gauche. Dès
la première crise, le malade conserva une contracture permanente du membre
inférieur gauche avec trépidations épileptoïdes et exagération des réflexes
rotuliens.

Soumis en vain, dès le début, à un traitement spécifique, le malade finit
par être forcé de garder le lit en permanence, et par tomber dans le marasme.

Les facultés intellectuelles s'étaient cependant conservées intactes : ce
fait à mes yeux excluait l'idée d'une syphilis cérébrale. Je n'admis pas
davantage le diagnostic d'exostose syphilitique du pariétal et me rattachai
à l'idée d'un traumatisme ancien du crâne.

Je trouvai en effet un épaississement diffus assez considérable, avec ostéosclérose du diploé, dans le pariétal gauche, au niveau des centres; la dure-mère était adhérente par places à la table interne. Je circonscrivis un large espace quadrilatère, au niveau du centre du membre inférieur principalement et aussi de celui du cou et du bras, par quatre couronnes de trépan placées 2 à 2 de chaque côté de la ligne de Rolando. A l'aide de cisailles, j'enlevai toute cette portion quadrilatère du pariétal. La dure-mère, normale, ne fut pas ouverte.

Les suites de l'opération furent des plus heureuses; il n'y eut aucune fièvre. Quant au résultat immédiat, il fut des plus remarquables. En effet, la jambe contracturée depuis plusieurs mois, se déraidit dès le soir de l'opération.

Malheureusement, 4 mois après l'opération, le malade est pris subitement d'une crise la nuit dans son lit; l'aura part du pied, comme auparavant, mais les secousses rythmées sont limitées au cou et au bras, la jambe se raidit légèrement pendant la crise, mais n'a plus de secousses.

Depuis lors, ces petites crises de cinq minutes à peine de durée, sans perte de connaissance, se sont reproduites plusieurs fois, toujours avec les mêmes caractères, mais le malade se promène néanmoins.

Je me propose d'enlever une nouvelle plaque de pariétal, principalement au niveau du centre du cou et du bras où une notable portion d'os hyperostosé a été conservée à tort.

Obs. 80 (résumée). — *Épilepsie jacksonnienne.* — *Trépanation.* — *Excision.* — *Amélioration.* — Deaver.

Malade de trente ans devenu épileptique à 21 ans. Les accès avaient le type suivant ; ils commençaient par le bras gauche, les doigts s'infléchissaient vers le pouce, la main sur l'avant-bras, et l'avant-bras sur le bras. La tête tournait vers la droite, et à ce moment, le bras et la jambe droits devenaient rigides. Puis la tête revenait vers la gauche, et les doigts et la main gauche entraient dans le relâchement. Au moment où dans ce mouvement nouveau, la tête était revenue à la ligne médiane, les convulsions se généralisaient, devenant successivement toniques et cloniques.

Les attaques se renouvelaient jusqu'à 28 fois par jour ; le bras et la jambe gauches devenant parétiques et l'état mental s'altérant notablement, on songea à l'opération.

Le seul élément précis de diagnostic, fut que la circonvolution frontale ascendante du côté droit, devait présenter une lésion irritative, à l'union de ses deux tiers inférieurs, et que peut être la partie correspondante de la pariétale ascendante était lésée. Quant à la nature de la lésion, on restait dans l'incertitude.

Le Dr Deaver fit la trépanation, et pratiqua une ouverture de trois cent. Ni les méninges ni la surface cérébrale ne parurent altérées.

Pour savoir quelles circonvolutions on avait sous les yeux, on employa l'excitation faradique et on détermina les centres des mouvements du bras, de la main et de la face. Le Dr Lloyd put constater ainsi que chacun de ces centres avait une localisation bien distincte.

On fit l'excision de ces parties dans toute l'épaisseur de la couche corticale.

Après l'opération, il y eut quelques accidents congestifs et du délire. Dans les jours qui suivirent il y eut quelques légers accès convulsifs. Au bout de 28 jours le malade était guéri, mais conservait une paralysie complète du bras gauche et de la face du même côté. Au bout de trois mois, il n'y eut plus un seul accès, la sensibilité était normale, et il y avait une légère amélioration de la paralysie.

Obs. 81 (résumée). — *Fracture ancienne du crâne avec enfoncement. — Accès épileptiformes. — Trépanation quatre ans après. — Guérison.* — Routier. *Société de Chirurgie*, mars 1886.

Malade de 30 ans, employé de chemin de fer. Pas de syphilis, tubercule ou épilepsie dans l'hérédité. En juillet 1881, il est pris entre deux trains et mutilé. Transporté à l'hôpital, il subit l'amputation du bras gauche au 1/3 moyen, et de la jambe droite au 1/3 supérieur.

Il y avait en outre une plaie du cuir chevelu avec fracture du crâne. La plaie fut réunie très vite mais il resta une fistule qui donna du pus pendant 2 ans, sans élimination de fragments osseux. Le lendemain de l'opération, il n'y avait ni troubles cérébraux, ni paralysie.

La fistule s'est tarie en 1883, huit jours après la fermeture de la fistule, le malade a commencé à ressentir au niveau de sa cicatrice, des douleurs vives, spontanées, irradiantes, se montrant par crises.

En mai 1885, sans accident précurseur, le malade tombe dans la rue, perd connaissance et constate lorsqu'il revient à lui, au bout d'un quart d'heure, que la main droite, et tout le membre droit étaient contracturés. Cette contracture dura deux heures. Depuis, il y a eu quatre attaques semblables, mais sans contractures permanentes. La douleur persiste entre les crises et devient si violente que le malade, ne dort plus, et reste comme hébété.

L'examen des yeux, des oreilles, de la langue, l'état de la sensibilité et de la motilité ne révèlent rien d'anormal. Apyrexie complète.

Sur le côté gauche du crâne à 2 cent. et demi de la ligne médiane, à 8 cent. 1/2 au-dessous du rebord orbitaire, on trouvait une cicatrice déprimée en godet, et où on pouvait loger l'extrémité du petit doigt ; la pression à ce niveau était douloureuse.

Le godet avait 10 millim. de profondeur, la peau était très adhérente à l'os que l'on sentait nettement dans la profondeur.

La trépanation fut faite antiseptiquement, et une couronne de trépan placée entre la dépression en godet, et la ligne des centres située en arrière. La rondelle osseuse enlevée, on constate un épaississement de l'os, qui produit une dépression très nette de la substance cérébrale. L'os épaissi est enlevé à la gouge. La dure-mère adhérente à l'os reprend alors sa convexité.

Le trou fait au crâne avait la forme ovale et mesurait 5 cent. 1/2 sur 4 de large. Dans sa plus grande épaisseur l'os mesurait jusqu'à 18 millim.

Les suites opératoires furent simples, la guérison se fit rapidement.

Le 2ᵉ jour il y eut une attaque épileptiforme, mais depuis, le malade a recouvré la santé, il est débarrassé de tous les phénomènes cérébraux qu'il présentait antérieurement.

Obs. 82 (résumée). — *Traumatisme ancien.* — *Attaques épileptiformes.* — *Excision de substance cérébrale.* — *Guérison.* — Von Bergmann.

Homme de 20 ans, ayant eu à l'âge de 4 ans, une fracture compliquée du crâne guérie après une longue suppuration ; début de l'épilepsie deux ans plus tard.

Actuellement, atrophie légère du côté droit, extension permanente de la main droite et de ses doigts, faiblesse intellectuelle, deux attaques par vingt-quatre heures. Ces attaques débutaient, sans exception, par une hyperextension tonique de la main droite, mais les phénomènes consécutifs sont variables ; quand l'attaque est complète elle envahit successivement le bras, puis le membre inférieur droit, puis tout le corps et se termine par la rotation violente de la tête à droite.

Sur le pariétal gauche, une cicatrice déprimée, adhérente à la perforation étroite de l'os. Le diagnostic fut : cicatrice du centre psycho-moteur de la main droite. Agrandissement au ciseau de la perforation osseuse, et résection de la dure-mère dans l'étendue de la plaie ; on trouve à la surface du cerveau, une dépression profonde, remplie d'un tissu aréolaire, des mailles duquel s'échappe une certaine quantité de liquide céphalo-rachidien ; hémostase minutieuse, puis décollement de la pie-mère. Le sillon de Rolando reconnu, on excise immédiatement en arrière de ce sillon, au point qui correspond au centre de l'extension de la main, un fragment de substance cérébrale de 1 cent. carré de superficie sur 3 cent. de profondeur, tamponnement à la gaze iodoformée ; le lendemain suture de l'incision cutanée et pansement antiseptique ; guérison en trois semaines.

Immédiatement après l'opération, on constate une paralysie complète des extenseurs de la main droite, preuve que le centre moteur de ces muscles a été enlevé, et les attaques cessent; mais elles ne tardent pas à reparaître quoique plus faibles, plus courtes, et moins fréquentes. La paralysie des extenseurs persista pendant trois mois, au bout de ce temps elle commença à rétrograder, mais au cinquième mois, l'opéré n'exécutait encore que de faibles mouvements.

Obs. 83 (résumée). — *Traumatisme crânien. — Parésie du membre inférieur droit. — Trépanation de la zone motrice correspondante. — Guérison.* — MACKAY. *Edinb. med. Journ.*, v. 374, p. 125, 1886.

Homme de 63 ans qui, 14 ans auparavant, avait reçu un morceau de charbon de terre sur le côté droit de la tête et avait éprouvé ensuite une légère diminution de la vue dans l'œil correspondant. Sept semaines avant son entrée, il tombe dans un escalier et se fait une plaie du côté gauche du crâne, dans un point symétrique. Perte de conscience pendant plusieurs jours. Au moment de l'entrée on constate de la parésie du membre inférieur droit surtout de la jambe, avec diminution de la sensibilité. Le réflexe rotulien était notablement augmenté du même côté. Affaiblissement de la vue dans l'œil gauche. Les deux cicatrices siègent un peu au-dessus des bosses pariétales. On trépane à la partie postérieure de la cicatrice du côté gauche. L'incision de la dure-mère donne issue à de la sérosité. Amélioration et guérison. La diminution de la vue du côté même de la lésion est attribuée par l'auteur au contre-coup. Il y avait un staphylome postérieur des deux côtés et de l'atrophie optique.

Obs. 84 (résumée). — *Traumatisme ancien. — Épilepsie et paralysies partielles consécutives. — Trépan. — Pachyméningite. — Mort.* — MILLS. *Annals of Surgery*, 1885 (article de ROBERTS).

Malade âgé de 40 ans, pas d'affections vénériennes, pas d'antécédents d'épilepsie. Santé excellente jusque-là. En 1873, il fut frappé sur la tête avec un tire-botte, qui amena un peu de contusion, mais pas de plaie. Il ne perdit pas connaissance, mais bientôt après, il commença à souffrir de maux de tête continuels, avec des exacerbations, plus tard il eut du vertige, fit des chutes, mais conserva toute sa connaissance.

Graduellement, il y eut de l'aggravation, et ces attaques devinrent analogues à celles du petit mal. Elles étaient légères, sans perte de connaissance, et ne se montraient que 5 ou 6 fois par mois.

Pendant les 8 années qui suivirent, les attaques ne firent que croître en nombre et en intensité. La douleur persévérait et toujours était localisée au siège du traumatisme primitif.

C'est 3 ans après l'accident, qu'il commença à perdre connaissance.

La vue baisse rapidement. Les attaques ont un caractère convulsif, bien marqué, il ne mord jamais sa langue, mais on voit de l'écume sortir de sa bouche.

Cinq ou six jours avant l'entrée à l'hôpital de Philadelphie, il constate, pour la première fois, de la faiblesse dans le bras droit, et un peu après, dans la jambe du même côté. Deux jours plus tard, il était incapable de mouvoir son bras, et ne marchait qu'en traînant la jambe. A ce moment, les attaques se suivaient toutes les demi-heures, mais l'état mental n'avait subi aucune modification ; comme auparavant, il avait l'habitude de se coucher sur le parquet, tout nu, répétant toujours le même mot, comme un maniaque. La paralysie du bras et de la jambe droite était complète.

Pendant les attaques, le bras gauche était rigide, et les doigts fermés. Dans le bras et la jambe du côté droit, il y avait des convulsions cloniques, alternant avec des périodes de rigidité. Les yeux étaient fixes, déviés à droite, les pupilles dilatées, la gauche plus que la droite. Dans les intervalles, il y avait du nystagmus des deux yeux, combiné avec un léger strabisme interne. Le pouls était irrégulier et fréquent : 100 à 160. Pendant la nuit, un intervalle de 12 à 15 minutes à peine, séparait les attaques les unes des autres.

Vers minuit, les mouvements furent moins violents, les attaques plus espacées, les pupilles avaient des alternatives de dilatation et de contraction. La respiration devint plus lente, mais non stertoreuse ; l'urine s'écoula involontairement, et le coma survint.

La trépanation fut décidée le 5 juin 1884.

Quoique la mère affirma que la contusion avait eu lieu du côté gauche et tout à fait en avant, il n'y avait là aucune cicatrice ; il fut décidé que la trépanation se ferait à gauche, sur la ligne rolandique.

L'opération se fit sans anesthésie, et une rondelette osseuse enlevée, on trouva la dure-mère plus congestionnée qu'à l'état normal, et légèrement adhérente à l'os. Il n'y avait aucun signe de dépression ou de fracture de la table interne.

Après cette intervention, les convulsions furent moins fortes, et le malade put prendre quelque nourriture. La parole devint intelligible, et l'intelligence eut des moments de lucidité parfaite.

Deux jours plus tard, les convulsions reparurent des deux côtés, le pouls devint faible et rapide, la température élevée, la respiration précipitée, non stertoreuse, et le coma réapparut. Il mourut quatre jours après l'opération.

A l'autopsie, on trouva, au niveau du siège de l'opération, et un peu en avant, que la dure-mère était fortement adhérente à la pie-mère et au cerveau.

Tout ceci ne faisait qu'une masse commune ; de plus, la dure-mère adhérait à l'os, dans la portion du lobe frontal situé en avant de l'ouverture du trépan. La trépanation avait donc bien été faite sur le siège de la méningite.

Obs. 85 (résumée). — *Traumatismes anciens. — Attaques épileptiformes. — Parésie partielle. — Trépanation. — Excision de substance corticale. — Guérison.* — HORSLEY, *British med. Journ.*, 1886 (Rapporté in *Archiv. de Neurologie*, 1886).

Georges W. J.., âgé de 24 ans, a été frappé à l'âge de cinq ans par un limon de voiture qui lui a fait une légère fracture avec plaie. A 13 ans, coup de pied de cheval au même endroit. Trois mois plus tard, les attaques apparaissaient par série de trois ou quatre, toutes les trois semaines.

État actuel. — Nombreuses cicatrices sur la tête. A l'angle supérieur et antérieur du pariétal gauche, près de la ligne médiane, on trouve une cicatrice, avec une légère dépression due à une fracture ancienne.

Ce point est très sensible à la pression. Il y a aussi de l'hémianesthésie droite qui disparaît par l'application de courants faradiques.

Attaques. — L'aura était abdominale ; douleur dans le côté gauche, et besoin de défécation ; toux spasmodique. La tête et souvent les yeux étaient tournés vers la droite ; le bras droit était étendu par secousses, et le malade perdait connaissance.

Tous les muscles étaient pris dans la flexion. Après l'attaque, le malade disait que son bras droit était faible pour quelque temps.

Diagnostic. — Lésion irritative siégeant dans le tiers postérieur de la circonvolution frontale supérieure ; point correspondant juste à la légère dépression du crâne.

Opération, 13 juillet 1886.

L'os est trépané, près de la dépression ; on trouve que la table interne a été brisée en éclats qui forment une couronne dure autour de la perte de substance du crâne qui est comblée par du tissu cicatriciel.

De plus, la dure-mère avait été déchirée, et un fragment d'os projeté dans la substance cérébrale. Les fragments osseux furent enlevés, la dure-mère incisée, la cavité creusée dans la substance cérébrale, était cunéiforme et avait de un à cinq centimètres de profondeur, sur un de largeur. Elle siégeait exactement à l'endroit diagnostiqué, et était remplie de tissu connectif lâche. Elle fut enlevée par une incision circulaire, faite à une distance de cinq millimètres.

La plaie fut guérie en trois jours. Faiblesse du membre inférieur droit. Parésie de la main.

Tout ceci a rapidement disparu.

Obs. 86 (résumée). — *Traumatisme ancien.* — *Hémiparésie.* — *Attaques épileptiformes.* — *Trépanation.* — *Ablation de substance corticale.* — *Guérison.* — HORSLEY. *British med. Journ.*, 1886.

Jacques B..., 22 ans, est admis à l'hôpital. A l'âge de 15 ans il fut renversé par un fiacre, et fut soigné pour une fracture du crâne avec enfoncement. La guérison fut rapide, les esquilles furent enlevées.

Il resta pendant quelque temps de l'hémiplégie qui finit par disparaître complétement.

Dès l'âge de 15 ans, il commença à avoir des attaques, qui ne se montraient qu'à de rares intervalles. Peu à peu elles devinrent plus fréquentes, et décidèrent le malade à entrer à l'hôpital.

État actuel. — Sur le sommet gauche de la tête (point qui par la mensuration paraît correspondre au 1/3 supérieur de la circonvolution frontale ascendante) se trouve une cicatrice carrée, au centre de laquelle on perçoit l'absence de l'os. La pression à ce niveau est douloureuse, et la douleur augmente pendant les attaques.

Les attaques très nombreuses (plus de trois mille par semaine) débutaient habituellement par la jambe droite, quelquefois simultanément par les deux membres du côté droit.

En voici la description : le membre inférieur droit était étendu toniquement, et puis, il devenait le siège d'un spasme clonique. Le membre supérieur droit était alors lentement étendu à angle droit, fixé au corps, le poignet et les doigts fléchis ; les doigts s'étendaient ensuite, et tout le membre était pris de spasmes cloniques, de flexion et d'extension, le coude se fléchissant graduellement. Un moment les spasmes du membre inférieur cessaient ; mais ceux du membre supérieur continuaient avec vigueur ; le spasme affectait graduellement l'angle droit de la bouche, s'étendait sur le côté droit de la face et faisait tourner la tête et les yeux vers la droite.

En somme, les différentes parties étaient prises dans l'ordre suivant : membre inférieur, membre supérieur, face et cou ; le caractère des mouvements était d'abord l'extension, puis une certaine confusion et enfin la flexion. Ce qui montre bien que le point de départ était situé vers la terminaison postérieure du premier sillon frontal.

Le malade était nettement hémiparétique, il pouvait accomplir tous les mouvements dans les membres droits, mais avec moins de force que du côté gauche.

Pas d'altération de la sensibilité ; réflexes exagérés des deux côtés.

Opération le 25 mai 1886.

L'os autour de l'ancienne ouverture fut enlevé, et on trouva que l'arachnoïde, la dure-mère et la peau formaient une masse homogène de tissu fibreux. La dure-mère fut relevée avec le lambeau. La cicatrice du cerveau était très vasculaire, rouge, et d'à peu près 3 cent. de long sur 2 de large.

Dans le voisinage, le cerveau était un peu plus jaunâtre que de coutume. La cicatrice à un demi-centimètre de la substance cérébrale avoisinante fut excisée sur une profondeur de deux centimètres. On trouva alors que le tissu cicatriciel pénétrait plus profondément de quelques millimètres dans les fibres de la circonvolution marginale. Cette portion fut également enlevée, et la plaie fermée.

La plaie a complètement guéri en trois semaines.

Après l'opération le malade fut d'abord paralysé des doigts du membre supérieur droit, de plus il y avait une grande flexion du poignet, et l'avant-bras était en supination. Avec cette paralysie motrice, il avait une perte de la sensibilité tactile du dos de deux phalanges des doigts. Il ne pouvait localiser le toucher plus bas que le poignet, enfin il ne pouvait dire la position d'aucune jointure de ses doigts. Il y a donc paralysie tactile et du sens musculaire, due à une lésion de l'écorce, et accompagnant une paralysie motrice.

Au bout de deux mois, cette paralysie a disparu, et le malade n'a plus jamais eu d'attaques.

OBS. 87. — *Traumatisme ancien. — Accès épileptiformes. — Trépanation. — Esquille implantée dans le cerveau. — Guérison.* —WILLIAMSON et ROBERT JONES. *British med. Journ.*, 26 oct. 1889.

Jeune homme employé dans une forge de Manchester. Il y a 2 ans il fit une chute contre l'angle d'une muraille, et eut une plaie au niveau de la région rolandique gauche. Étourdissement et hémorrhagie abondante. Transporté à l'hôpital, il reprit connaissance et sortit au bout d'une semaine. En ville, il contracta un érysipèle et revint à l'hôpital. Là, il eut la tête toute boursoufflée, et eut une première attaque épileptiforme, suivie de quelques autres. Il fut sans connaissance une partie de la journée, et on vit se développer une paralysie du bras et de la jambe droite, qui dura trois semaines. La parole était lente et peu compréhensible, mais au bout d'une semaine le langage était normal, et bientôt la paralysie disparut. La plaie étant cicatrisée, le malade quitta l'hôpital le vingt et unième jour.

Antécédents. — Le père et la mère se livrent à la boisson. Le malade est l'aîné de quatre enfants, tous vivants ; sa sœur aînée est épileptique, et presque imbécile.

État actuel, deux ans après le premier traumatisme. On trouve une petite dépression triangulaire sur la région rolandique du côté gauche, à la place du traumatisme ancien.

Dans la nuit du 31 octobre 1888, le malade fut pris de deux attaques épileptiformes, et se rendit près du Dr Williamson pour subir un traitement. Des pilules apéritives furent prescrites, et jusqu'au 2 novembre, il n'y eut aucun accès. Le 3 novembre, il y eut une série d'attaques qui forcèrent le malade à garder le lit; depuis il n'a pas repris connaissance, si ce n'est après l'opération. Les attaques étaient courtes, mais se renouvelaient toutes les dix minutes.

Le Dr Eug. Byrne, médecin résident à l'hôpital Latchford, qui a pu suivre la succession des symptômes, les décrit ainsi : au début, il y a des gémissements et de légers mouvements dans le côté droit, puis des tremblements dans le même côté, et enfin une rigidité tétanique des membres du côté droit, et des secousses dans la face. L'œil droit est pris de clignottements violents, bientôt suivis par un nystagmus rapide. Le soir, il y avait encore des clignottements sans nystagmus, et le malade était dans un coma profond.

Dans la même soirée, lorsque le Dr Jones vit le patient, celui-ci était très bas, le pouls marquait quelques pulsations, la respiration était superficielle et pleine de râles ; les extrémités froides et violacées, la perte de connaissance complète. Les attaques se renouvelaient toutes les 10 minutes. Jones fit la trépanation sur-le-champ.

Opération. —assistants : les Drs Byrne et Williamson. La tête rasée et lavée à la térébenthine, on fit une injection hypodermique de morphine, et on administra l'éther.

Incision semi-circulaire à convexité supérieure, faite au-dessus de la cicatrice. Le périoste est décollé et rabaissé, mettant à nu l'ancienne dépression. Un trépan de 3/4 de pouce est placé à ce niveau. La rondelle osseuse enlevée, portait sur sa face profonde une esquille triangulaire implantée à angle droit et pénétrant dans le cerveau à une profondeur de près d'un pouce. L'ouverture correspondait à l'union du 1/3 moyen et du 1/3 inférieur de la scissure de Rolando ; un peu en avant cependant, et découvrant surtout la circonvolution frontale ascendante.

Pendant l'opération on se servit de bichlorure de mercure en solution. Les vaisseaux sectionnés furent liés. Drainage. Pansement avec parties égales d'iodoforme et d'acide borique; ouate antiseptique. La réimplantation osseuse ne fut pas faite. Avant l'ablation de la rondelle osseuse et pendant l'anesthésie, il y eut deux attaques, ensuite on n'observa que de l'insomnie.

Une heure après l'opération, on dut transporter le malade à l'hôpital Latchford, distant de près d'un mille, par un temps humide et une nuit très froide. Avant le départ on administra du chloral et du bromure de potassium en lavement.

Deux heures après l'arrivée, le patient était au plus mal. Le pouls assez fréquent, était faible, irrégulier, presque impossible à compter. La respiration rapide, superficielle, pleine de râles ; la température de 102°,6 F.

Des accès de tremblement avaient succédé aux convulsions, et le malade était assez faible, pour qu'il fût nécessaire de lui soulever l'épiglotte. Une injection rectale de teinture de digitale améliora la situation, et le patient put expulser quelques gros crachats. Dans la nuit, il enleva les pièces de pansement qui couvraient la tête, mais on put les replacer immédiatement.

Après plusieurs jours d'agitation, il y eut une amélioration considérable, le pouls devint bon, la respiration parfaite, et les douleurs disparurent ; il n'y eut plus d'attaques, mais les mouvements n'étaient pas parfaits. Le seul accident à noter fut une hernie cérébrale qui guérit par la compression.

Au mois de mai suivant, c'est-à-dire 6 mois après l'opération, il y eut de nouvelles attaques, des maux de tête, et un léger écoulement de pus par la plaie.

Une nouvelle opération fut faite le 6 mai.

Injection de morphine et éthérisation. Le Dr Jones fit une nouvelle incision dans le voisinage de l'ancienne, et découvrit un fragment osseux pointu qui s'enfonçait dans le cerveau. L'hémorrhagie fut assez abondante.

La suite de l'histoire est très simple. Pendant quelques jours, il y eut du ptosis de l'œil gauche, et on fut obligé de faire le cathétérisme vésical. En juillet le malade quitta l'hôpital complètement guéri, et sans aucun trouble cérébral.

OBS. 88 (inédite). — *Traumatisme. — Accidents consécutifs épileptiformes et paralytiques. — Abcès cérébral. — Trépanation. — Mort.*

Cette observation recueillie dans le service du Dr PÉRIER à l'hôpital Lariboisière, et due à l'obligeance de notre collègue M. Couder, nous a été remise trop tard, pour qu'il nous fût possible de l'insérer dans notre 3e groupe d'observations. Nous remercions vivement M. le Dr Périer, d'avoir bien voulu nous la communiquer.

Kraff, âgé de 29 ans, charretier, a été frappé dans une rixe, de plusieurs coups de canne plombée sur la tête. Les deux petites plaies contuses qui en résultèrent, furent pansées à domicile et guérirent en peu de jours. Cependant, il persistait des maux de tête et un état de faiblesse général qui rendaient le travail impossible.

Le 30 janvier, à la suite de libations suivies de refroidissement, il survint de la raideur dans le côté gauche et de vives douleurs. Le 5 février, début des accidents cérébraux ; quelques vomissements qui ne se sont pas reproduits depuis. Le 6 février, le malade entre à l'hôpital, il n'a pas de délire véritable, mais ne reconnaît personne et ne répond pas aux questions ; il a la physionomie égarée et les pupilles dilatées.

Par moment on observe des convulsions épileptoïdes dans le côté gauche;

raideur de la nuque. Agitations et cris inarticulés. Temp., 39°,8. P. 68. Langue et lèvres fuligineuses, ventre rétracté, pas de vomissements. On voit une petite plaie cicatrisée à la partie supérieure de la moitié droite de l'occipital. Glace sur la tête rasée. Injection hypodermique de morphine.

7 février. Nuit assez calme ; ce matin le malade peut fixer son attention et répondre aux questions ; mêmes convulsions dans le côté gauche, raideur et petites secousses. Langue humide, on continue la glace sur la tête. Le 8, même état intellectuel, pas de délire, mais somnolence et assoupissement dont on ne peut le tirer ; les réponses sont précises ; il n'y a plus de secousses dans les membres, mais simplement de la raideur ; la nuque n'est pas raide. Pression douloureuse à la partie supérieure du pariétal droit.

Le 9. A la raideur a succédé une hémiplégie gauche, flasque, plus accentuée à la jambe ; le facial est légèrement atteint ; pas d'aphasie. Pas de fièvre. Le 10, opération : incision cruciale au niveau de la plaie postérieure située immédiatement en arrière de l'extrémité supérieure de la ligne rolandique. On trouve un séquestre de la table externe, de la grandeur d'une pièce de 0,50 cent. L'orifice est agrandi avec la gouge : au-dessous le cerveau est rénitent et fluctuant. La lame du bistouri est enfoncée de 3 cent. sans résultat, mais après l'introduction d'une pince de Lister pour écarter les bords de l'incision, il s'écoule une cuillerée de pus verdâtre et fétide, et mêlé de sérosité ; injection de sublimé, drain dans l'incision cérébrale, suture des téguments, et pansement antiseptique.

Le chloroforme a été bien supporté.

Le 11. Pouls 60, pas d'agitation nocturne, pas de vomissements, mal de tête, anurie, la vessie est vide. On enlève une suture et il s'écoule un peu de pus ; le drain est raccourci ; il n'y a pas de pulsations. Les paralysies ne se sont pas modifiées. Le 12, même état, les sutures sont enlevées, et la plaie réunie. Le malade a uriné sous lui ; le pouls tombe à 54.

La mort survient le 13 février.

A l'autopsie, on trouve de la méningite de la base, et un peu de pus dans les ventricules latéraux.

RÉFLEXIONS. — Cette observation est intéressante à plusieurs titres ; d'abord, par la précision du diagnostic, malgré les signes de méningite coexistants avec ceux de l'abcès. En second lieu, on peut remarquer que les symptômes à distance fournissaient des indices de localisation suffisants, que renforçait encore la coïncidence au même niveau d'une douleur à la pression facile à constater. Constatons encore, au point de vue pathogénique, l'existence d'une plaie primitive du cuir chevelu, porte d'entrée probable des agents septiques.

CONCLUSIONS

I. — L'étude des localisations cérébrales corticales fournit
à la clinique de précieux renseignements pour établir le diagnostic des affections intra-crâniennes.

II. - On doit cependant songer à la possibilité d'une erreur
causée par l'existence de pseudo-symptômes de localisation.

III. — L'intervention est justifiée, lorsqu'il existe une lésion
matérielle, abcès, épanchement, tumeur, etc; elle est discutée
si aucune lésion visible à l'œil nu, ne répond aux signes d'irritation locale fournis par la clinique.

IV. — L'opération doit être basée sur un diagnostic précis, et
faite avec une antisepsie rigoureuse.

V. — Dans ces conditions, la trépanation, n'a que la gravité
de la lésion qu'elle veut combattre ; par elle-même, elle est d'une
bénignité comparable à celle des petites opérations chirurgicales.

VI — Les résultats donnés par l'intervention sont satisfaisants, et autorisent le chirurgien à persévérer dans cette voie.

INDEX BIBLIOGRAPHIQUE

Adamkiewicz. — De l'épilepsie jacksonnienne. *Berliner Klin. Woch.*, 1885.
— Compression du cerveau et de la moelle. *Wiener Med. Woch.*, 1888, n° 40.
Albertoni et Michieli. — Les centres cérébraux du mouvement. *Lo spério-mentale*, février 1875.
Anderson. — Topographie cranio-cérébrale. *Journ. of Anat.*, avril 1889, et *Lancet*, 13 juin 1889.
André. — Contribution à l'étude des localisations. *Broch. Toulouse*, 1886.
Barker. — Trépanation pour abcès cérébraux. *Proc. Roy. med. and chir. soc.* London, 1885, 48, p. 317.
— Abcès du cerveau. *Lancet*, 11 juin 1887.
Barr. — Sept cas de trépanation pour abcès du cerveau, à la suite d'otite. *Berliner Klin. Woch.*, 1888, p. 379.
Bartholow. — Recherches expérim. sur les fonctions du cerveau de l'homme. *Amérie. J. of the med. sc.* avril 1874.
Barton. — Contribution à la chirurgie cérébrale. *Annal. of surgery*, 1889.
Berbez. — Épilepsie jacksonnienne. *Gaz. des hôpitaux*, 28 avril 1888.
Von Bergmann. — Trépanation dans l'ère moderne. *Berlin. Klin. Woch.*, 23 septembre 1888.
— Abcès cérébral. *Med. Press. and circ.* London, 1887.
— *Die chirurgische Behandlung der Hirnkrankheiten. Herschwald*, Berlin, 1889.
Bischoff. — Die Grosshirnwindungen des Menschen, 1868.
Birdsall. — Chirurgie cérébrale. *Med. News*, 1887, p. 421.
Bourneville et Bricon. — Épilepsie jacksonnienne. *Arch. de Neurol.*, n° 24, 1884.
Bourneville. — Contribution à l'étude des localisations cérébrales. *Soc. de Biologie*, 5 janvier 1876.
Broca (F.). — Sur le siège du langage articulé. *Bull. Acad. méd.*, et *Bull. Soc. anat.*, 1861 ; *Bull. Acad. de méd.*, 1867.
— Topographie cranio-cérébrale. *Rev. d'anthropologie*, t. V, n° 2, 1876.
A. Broca et Sebileau. — Intervention chirurgicale dans les maladies céré-brales. *Gaz. des hôp.*, 1888, p. 693 et 869.
Byrom Bramwell. — *On intracranial tumors.* London, 1889.
Carville et Duret. — Critique expérimentale des travaux de Fritsch et Hitzig, et Fevrier. *Soc. de Biol.*, 1873-74, et *Arch. de Physiol.*, 1875.

Charcot. — *Leçons sur les localisations dans les maladies du cerveau*, 1875.
— *Leçons sur les maladies du système nerveux*.

Charcot et **Pitres**. — Contribution à l'étude des localisations dans l'écorce des hémisphères du cerveau. *Rev. mens. de méd. et de chir.*, 1877.
— Nouvelle contribution à l'étude des localisations motrices. *Rev. mens.*, 1878.
— Etude clinique et critique de la doctrine des localisations motrices dans l'écorce des hémisphères cérébraux *Rev. de méd.*, 1883.

Clay. — Trois cas d'abcès cérébral avec trépanation. *Brit. med. Journal*, 1888, p. 903.

Dana. — Localisation cérébrale des sensations cutanées. *Boston med. J.*, 1888, 4 octobre.
— Topographie cranio-cérébrale. *New-York med. Record*, 1889, p. 29.

Delagénière. — Etude critique sur la trépanation. *Gaz. des hôp.* 1889, p. 445.

Demons. — Indication de la trépanation dans les traumatismes anciens avec localisation. *Congr. fr. de chir.* 1885-86, p. 308.

Durante. — Chirurgie intra-crânienne, *Internat. Med. Congr. Wash.* 1887, p. 870.

Echeverria, — De la trépanation dans l'épilepsie par traumatisme du crâne, *Arch. de méd.*, 1878.

Ecker. — *Arch. fur Anthropologie*, 1876-79.

Felkin. — Trépanation des centres moteurs, *Brit. med. J.* 1888, p 418.

Féré. — Note sur quelques points de topographie cérébrale. *Bul. Soc. anat.*, décembre 1875, et *Arch. Physiol.*, 1876, p. 247.

Ferrier (David). — Recherches expérimentales sur la physiologie et la pathologie cérébrale. *Brit. med Journ.*, avril 1873, traduction Duret, 1874.

François Franck et **Pitres**. — Analyse expérimentale des mouvements provoqués par l'excitation de la substance grise du cerveau. *Soc. Biol.*, 1877, 23 décembre.
— Des conditions de production et de généralisation des phénomènes convulsifs. *Soc. Biol.*, 1877.
— Recherches graphiques sur les mouvements simples et sur les convulsions provoquées par l'excitation du cerveau. *Travaux du laboratoire de Marey*, 1876-79.

Fr. Franck. — *Leçons sur la fonction motrice du cerveau*, 1887.

Fritsch et **Hitzig**. — Excitabilité du cerveau au moyen de l'électricité. *Reichert's und Dubois Reymond's Archives*, 1870.

Gairdner. — Trois cas de maladie du cerveau considérés par rapport à la chirurgie. *Glascow Med. Journ.*, 1887, octobre.

Grigorescu. — Apoplexie de la rate après la trépanation. *Soc. de Biol.*, juin 1887.

Giaccomini. — *Topographia della scissura di Rolando*. Torino, 1878.

Girard. — Localisations cérébrales. *Revue méd. de la Suisse Rom.*, mai 1888, VIII, 290.

Goldstein. — Contribution à la pathologie et à la chirurgie du cerveau. *Centralb. für Nervenheilkunde*, 1889, n° 22.

Gray. — Localisations cérébrales. *New-York med. J.*, juin 1887.

— Ligature of vertebral arteries for the relief or cure of epilepsy. *Neurol. Rev. Chicago*, 1886.

Hale-White. — On the condition of the bones of the skull and the dura mater in cases of tumour of the Brain. *Guy's Hospital Reports*, 3ᵉ série, 1886.

Hammond. — Kyste du cerveau. *New-York med. J.*, 1887, p 470.

Hare. — Lectures of cranial Surgery. *Lancet*, 1888, p. 207-307.

Harrison. — Chirurgie cérébrale. *Liverpool m. Chir. J.*, 1888, p. 303.

Hartmann et Bergmann. — Discussion sur le traitement des abcès du cerveau. *Berl. Klin. Woch.*, 22 janvier 1889.

Hendric Lloyd et Deaver. — Trépanation et excision cérébrale. Remarques opératoires. *Internat. Journ. of the Med. sc.*, 1888.

Helftler. — Circonvolutions cérébrales chez l'homme et leurs rapports avec le crâne. *Dissert. inaug. à l'Acad. médic. chir. de St-Pétersbourg*, 5 mai 1873.

Hitzig. — *Recherches sur la physiologie du cerveau*, 1873.

— Nouvelles recherches sur le cerveau. *Arch. de Dubois-Reymond*, 1875.

Horsley. — Chirurgie du cerveau. *British med. Assoc.*, août 1886.

— 10 cas d'opération sur le cerveau. *British med. J.* 1887, p 863.

— Diagnostic topographique des lésions en foyer des centres moteurs. *Americ. Journ. of the med. sc.* avril 1887.

Horsley et Schäffer. — *Proceedings of the royal Society*, 1884.

Jackson (Hughlings). — Voir ses nombreux ouvrages.

Jacobson. — On midle meningeal hemorrhage. *Guy's Hopital Reports*. 1886, vol. 28.

Keen. — Trois cas d'abcès du cerveau. *International Journal of the med. sc.*, Philad. 1888. p. 329-926.

— Tumeur cérébrale, ablation. *Boston med. J.* 1889. p. 325-353-378-386.

— Distension des ventricules, ponction, mode opératoire. *Med. News.* 1ᵉʳ décembre 1888.

Landouzy. — *Contribution à l'étude des convulsions et paralysies liées aux méningo-encéphalites fronto-pariétales*. Th., Paris, 1876.

— De la blépharoptose cérébrale. *Arch. de méd.*, août 1877.

Lannelongue — Historique de la trépanation. *Bul. med.*, 4 janvier 1876.

Ledentu. — Localisation cérébrale et trépanation. *Bull. de la Soc. de chir.*, 12 déc. 1877

Lépine. — *Des localisations dans les maladies cérébrales*. Th. d'agrég., 1875.

— Localisation corticale des mouvements du pouce. *Rev. mens.*, 1878 et *Rev. de Méd.*, 1883.

— Hématôme de la dure-mère. *Semaine médic.*, juillet, 1889.

Lucas-Championnière. — Des localisations cérébrales, rôle qu'elles peuvent jouer dans le diagnostic et le traitement des maladies cérébrales. *Journal de Méd. et de Chir. pratiques*, 1876.

— Des indications tirées des localisations cérébrales pour la trépanation du crâne. *Acad. de Méd.*, 9 janvier 1887.

— La trépanation guidée par les localisations cérébrales. *Journ. de méd. et de chir. pratique*, 1887.

Lucas-Championnière. — *Étude historique et clinique sur la trépanation*, 1878.

Mac Ewen. — Adress on the surgery of the Brain and spinal cord. *British Med. Journ.* 12 août, 1888, et *Lancet*, 1888, p. 254.

Mackay. — Trépanation des zones motrices. *Edinburg.*

Mills. — Localisations cérébrales au point de vue pratique. *Congr. of Am. Phys. and Surg*, 17 septembre 1888.

Mills et Roswell Park. — Localisations cérébrales, importance en chirurgie. *Journ. of Amer. Assoc.*, 6 oct. 1888.

Morini. — Cinq cas de trépanation pour compression et abcès. *Spallanzani*, 1887, p. 409.

Munck. — Recherches sur les circonvolutions. *Arch. f. Anat. et Phys.*, 1878.

Nancrède. — Progrès de la chirurgie du cerveau. *Med. News*, 28 janvier 1888.

Parant. — Trépanation dans les maladies cérébrales. *Rev. med. de Toulouse*, 1889.

Park (Roswell). — Chirurgie du cerveau basée sur les localisations cérébrales. *New-York med. J.*, 3 nov. 1888.

Pilcher (Lewis). — Chirurgie du cerveau et de la moelle. *Annales of Surg.*, 1888, l. 261.

— Contribution à la chirurgie cérébrale. *Annals of Surg.*, 1889, IX.

Pitres. — *Recherches sur les lésions du centre orale des hémisphères cérébraux* Th. de Paris, 1877.

Pozzi. — Revue critique sur la trépanation et les localisations cérébrales. *Arch. de med.*, 1877.

Proust et Terrillon. — Contrib. à l'étude des localisations cérébrales. *Bul. Acad. de méd.*, nov. 1876.

Putnam. — Contribution à la physiologie des couches corticales du cerveau. *Boston Med. and Surg. J.*, juillet, 1874.

Roberts. — Etendue du champ de la chirurgie du cerveau. *Annals of Surg.*, 1885, p. 1, 110, 214, vol. 11.

Roland. — *Epilepsie jacksonnienne.* Th., Paris, 1888.

Starr (Allen). — Tumeurs du cerveau dans l'enfance. *Med. News.*, 12 janvier, 1889.

Seguin. — Diagnostic dans les affections chirurgicales cérébrales. *Américan Journal*, août, 1888.

Seidel. — Influence des antiseptiques dans la trépanation. *Munch. Med. Woch.*, 1887, n° 44.

Sommerville. — Analyse d'urine dans les abcès cérébraux. *Lancet*, 17 sept. 1887.

Spijarny. — Guérison des plaies du cerveau. 3e *Congrès des méd. Russes* St Pétersbourg. 1889.

Vaslin. — Indication du trépan dans les accidents consécutifs aux traumatismes du crâne. *Cong. fr de chirurg.*, 1886-87, p. 514.

Villa. — Contribution à l'étude des localisations. *Gaz. degli Hospitali*, 1887, n° 46.

Vulpian. — Leçons sur les centres de l'écorce cérébrale, recueillies par Bochefontaine. *Journ. de l'École de méd.*, juillet 1876.

Weir. — Diagnostic et traitement des tumeurs cérébrales. *American Journ.*, 1888.

Westphal. — Localisation des convulsions unilatérales. *Annal. de la Charité*, 1881.

Ziehem. — Contribution à la physiologie des ganglions cérébraux sous-corticaux et de leur relation avec l'épilepsie. *Berlin. Klin. Woch.*, 1888, p. 696.

Voir les classiques et les articles des Dictionnaires.

TABLE DES MATIÈRES